大脑与精神简史

我们如何得知、如何感受、如何思考

[德] 马提亚斯·埃科尔特 Matthias Eckoldt ／ 著　王柄燚 ／ 译

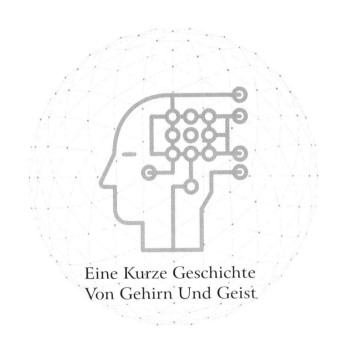

Eine Kurze Geschichte
Von Gehirn Und Geist

漓江出版社

桂版登字：20-2017-282

Eine kurze Geschichte von Gehirn und Geist: Woher wir wissen, wie wir fühlen und denken by Matthias Eckoldt

Copyright © 2016 by Pantheon Verlag, a division of Verlagsgruppe Random House GmbH, München

Chinese translation (simplified characters) Copyright © 2019 by Lijiang Publishing.

图书在版编目（ＣＩＰ）数据

大脑与精神简史：我们如何得知、如何感受、如何思考 /（德）马提亚斯·埃科尔特著；王柄燚译 .— 桂林：漓江出版社，2019.8
书名原文：Eine kurze Geschichte von Gehirn und Geist: Woher wir wissen, wie wir fühlen und denken
ISBN 978-7-5407-8532-1

Ⅰ . ①大… Ⅱ . ①马… ②王… Ⅲ . ①大脑 – 普及读物 Ⅳ . ① R338.2-49

中国版本图书馆 CIP 数据核字 (2019) 第 123491 号

大脑与精神简史
DANAO YU JINGSHEN JIANSHI

作　　　者	［德］马提亚斯·埃科尔特（Matthias Eckoldt）	
译　　　者	王柄燚	
出 版 人	刘迪才	
策 划 编 辑	杨　静	
责 任 编 辑	杨　静	
助 理 编 辑	林培秋	
装 帧 设 计	红杉林文化	
责 任 监 印	周　萍	

出 版 发 行　漓江出版社有限公司
社　　　址　广西桂林市南环路 22 号
邮　　　编　541002
发 行 电 话　010-85893190　0773-2583322
传　　　真　010-85890870-814　0773-2582200
邮 购 热 线　0773-2583322
电 子 信 箱　ljcbs@163.com
微 信 公 众 号　lijiangpress

印　　　制　三河市中晟雅豪印务有限公司
开　　　本　710 mm × 960 mm　1/16
印　　　张　13.5
字　　　数　125 千字
版　　　次　2019 年 8 月第 1 版
印　　　次　2019 年 8 月第 1 次印刷
书　　　号　ISBN 978-7-5407-8532-1
定　　　价　52.00 元

"如果大脑简单到可以被我们理解，
那我们就会愚蠢到无法理解它。"

——艾默生·皮尤（Emerson Pugh）

目 录

目录

第五章　**当代**
　　　　大脑应该已经变得像互联网一样了

前　言

　　我们的祖先当时为什么开始直立行走，其原因如今也只能猜测了。离开了世代赖以生存的树木，他们是被这种成功的狂喜所驱动的，还是出于长久的无聊？又或许单纯是必然的解剖学原因使然？由于不再需要在树枝上四处攀爬，双臂慢慢变短，这就使得他们不得不弓起双腿蹲着前行，但这无疑举步维艰啊。那为什么不干脆只用腿走路呢？尝试一下总是值得的吧。

　　我们都知道在生而为人的过程中，一岁左右的孩童还会经历蹒跚学步的关键一程。贯穿这一过程的平衡性困难也只能给出一个碎片式的画面，让我们得以想象直立行走这一大胆行径在当时是何等艰难。以跟跄的步履在丛林间跌跌撞撞，这样的风险，怎么高估也不为过。逃离掠食者几乎毫无可能，更遑论在战斗中取胜。然而，我们的祖先将这种行走方式坚持了下来。大约三百万年前，直立行走一试成真，而与之紧密相连的种种艰难与危险也深藏了功与名。

直立行走至少带来了两个根本性优势：开阔视野，并将前肢从行走中解放出来。这两种优势的协同作用，诱发了一种全新的感知形式，使注意力不再局限于觅食和性交。双手探索指尖物体的同时，眼睛扮演着辅助、记录和启迪的角色。进一步的影响也为这种新型合作模式插上了快速发展的翅膀：直立之后，以往头颅在垂直方向上所承受的压力得到了极大释放，从而减少了对于具有生长局限性的支撑性肌肉组织的需要。[1] 这就进一步促成了前额的解放，这种说法不仅是对现实的描述，更具有象征性含义。手眼并用带来的全新视野，一方面要求大脑进一步发育，另一方面也使大脑进化成为可能。此外，头部的抬起产生了一定程度上的舒适感，允许更多高能神经元活动在颅内运行。

双手显然是人类的第一个工具，很快它们又通过支配有用物品而发挥了更大的作用。尽管其他动物也会用硬物砸碎果壳，但其一切感官都仅仅指向进食，而这些两条腿的生物却同时对工具本身产生了兴趣，无论是对工具的保管还是改进。比起其他物种，这种直立行走的地球居民在身体上丝毫不占优势，他们既不能快速奔跑，也不具备能够产生威慑力的强健肌肉、利齿或是毒腺。他们是名副其实的弱势物种，除了在动物界前所未见的好奇心，他们一无所长。但正是凭借着这份好奇心，他们探索着世界，甚至最终战胜了对火的恐惧。

甫一瞥见平滑水面倒映的面庞，人类就能立刻意识到，这是他自己的映像，与他人无关。猴子也是知道这一点的。如果给在麻醉状态下的猴子的额头上涂一块斑点，等它醒来后把它带到镜子前，它就会自然而然地抓掉污渍。只是这之后，它对镜像的兴趣也就立刻消失了。

但对智人而言，第一次照镜子却开启了他们永无止境的自我认知之旅。

至少一万两千年以来，人类对自我存在的兴趣已经集中于头部了。这一点可以从考古发现的中石器时代的骨骼上得到证明。有的头骨呈现出对称分布的洞，这绝非意外造成，只有目的性明确的手术才能开出这么完美的圆洞，这些头盖骨上的手术，甚至是在死者还活着并且完全清醒的状态下进行的（除非万幸之下痛得昏死过去，失去知觉）。从出土于石器时代的头骨可以看出，这史上第一批脑外科医生手下的患者们无论如何总算是挺过了这种所谓的穿颅术，凿穿头盖骨而产生的锋利边缘后来又变得平滑了，唯一的可能性就是新的骨组织生长所造成的。在显微镜下，我们可以看到它们的自愈程度，并且推算出这些患者术后又活了多久，其中活了十年以上的也不在少数。至于穿颅术的背景，除了一些合理的推测，我们还无从知晓更多。通过走访现今的原始部落居民，我们得知，这很可能是巫医们在以这种令人生畏的方式来驱赶依附在受害者体内的恶灵鬼怪。

在古希腊罗马时期，当希腊先哲们对认知和知识的本质提出一系列疑问时，他们认为精神源于鬼神。本书《大脑与精神简史》就从此处着手，来探究大脑是如何开始思考的。起初，人们还不能完全确定思想是否产生于大脑的。在当时，这种推测似乎是合理的，就好比哲学家们冥想出大脑的首要作用是使一腔热血能够冷却。与此同时，灵魂这个概念也时不时地跑出来捣乱。灵魂是否不灭并且可以在躯体之间转移呢？如果可以，那它存活于尘世期间的所有经历又会怎样呢？又或者它确实会随着躯体的消失而消失？那它也是像凡俗的躯体一样简简单单地归入尘土吗？公元前 3 世纪，从为了满足人们的求知欲而打开头颅的那一刻起，灵与肉之争就成了探索大脑与精神二者关系的必然之问。"动动手"这个想法确切地是在哪里产生的，又是以何种方式变成了物质实体的呢？或者反过来问，外界的各种刺激是怎样逐步发展成感知的呢？

时至今日，这些问题依然没有定论——本书要讲述的就是人类在二十多个世纪里探寻这一答案的种种尝试。与此同时，一个事实浮出了水面，那就是我们的思考行为在本质上并不太在意对答案的探索，而在意的是不断趋于精准地提出问题。因而，关于大脑结构与认知的数不尽的概念，就在这样的追求之下不断破灭，哪怕再精彩绝伦也无济于事。前一刻还仿佛得到了完美的验证，下一刻就被推翻了。在这样的背景之下，重要的就不是从未知迈向确凿的真相了，而是尼古拉斯·卢曼①曾经提出的重新分配解决问题的压力。同样的问题总是一再地被赋予不同的解读，因为划分历史时期的依据并非历史事件，而是不同的认知条件。从古希腊罗马时期到中世纪再到今天，人类的世界观（也包含对大脑的认识）各有差异。然而，人类对万物的看法并未因知识的积累而改变。随着历史进程的推进，人类的认知并非越来越多，而只是有所不同罢了。更确切地说，技术发明影响着每个时代对世界的特定感知。

---

① 尼古拉斯·卢曼（Niklas Luhmnn，1927—1998），德国当代最为重要的社会学家之一。他的主要贡献是发展了社会系统论。——译者注

大脑研究模型的建立并不是凭空而定的，而是以各个时代技术先驱们最先进的思想为基准。对于古罗马人而言，大脑的运作原理就如同他们精心设计的供水系统。就像水从一个水槽流到另一个水槽，"动物精神"（拉丁文：spiritus animalis）也是这样在大脑的诸多容器中流淌，并且适时地通过改变流量来完成各项操控任务。笛卡尔提出的身体观打破了中世纪基督教统治下近乎千年的沉默；为了进一步解释大脑的工作过程，他提出了机械论，这一观点在 17 世纪得到了蓬勃发展。从这时起，对大脑运作原理的解释就以管风琴的"气流""音栓""音键"及其工作原理来作比了。好比乐器产生了悦耳的声音，大脑的各个部件通过环环相扣的精妙配合产生的就是精神了。而随着电的发现，又出现了新的解释的可能性。所以到了 19 世纪，大脑被更形象地比喻成了"电报局"：大脑通过神经与全身的"命令接收器"相关联，正像电报局以电信光缆联结着世界。同一时期，地理学也备受推崇，那么大脑会不会更有可能像一张地图呢？大脑皮层上有着足够的空间啊，正好可以给各项能力分配一块特定的区域，就像地图上排列着地形、海岸线和海洋。到了 20 世纪，科学的发展为人类提供了更多解读大脑的可能性，它可以是一个化学实验室，一个个神经元就相应地成了一块块迷你化学积木。到了计算机时代，大脑又被解读成一台"电脑"，神经细胞受基本的逻辑算法支配。而网络时代到来后，大脑研究学者们紧随其后，将他们的研究对象描述成一个分散的智能网络。

形形色色的比喻刻画了大脑活动的多面性，同时也见证着人类对自我认知的不断迭代。人类如何看待其大脑，也就如何看待其自身。

无论是庞大机械里的小小齿轮，抑或是大脑化学物质的奴隶，又或是团队中的调停人，科学家们传递出的每一帧画像都如聚光灯一般强调着，我们人类是如何思考、如何感觉的。

本书致力于邀请读者一同潜入大脑研究的历史长河。即便新旧知识总有共鸣，作者亦不以今日之学问去考量书中所提到的过往时代；而是更愿尝试以各个时代研究者的眼光，从那个时代的认识水平出发，去理解大脑功能这一课题。有些解读诚然古怪，但也不能作为某个或某些学者误入歧途的证明，而是应被看作对人类思维错综复杂性的事后刻画。没有任何一个时代，当然也包括我们所处的时代，能够确保不被后代叹息嘲笑。

第一章

古希腊罗马时期

思想何以涌现

既无电流也无神经

* * *

想象一个没有电的世界：没有发电厂，没有远程电缆，没有插座，没有灯泡发出柔光，也没有诸如吸尘器、电脑、收音机等等。除此之外，当然也不存在"神经"这一概念。倘若有人说出这个单词来，大概只会被相继报以耸肩和疑问的目光吧。在这样一个时代，神经元不为人知，没有人试图证明行为潜力，也没有神经系统遍布周身，那么，人们是如何谈论大脑的呢？

在古希腊，大脑可谓无足轻重，当然也没有人去研究它。在那个时代，哪有什么自然科学家啊，人文科学家也是凤毛麟角。那时知识世界是一个整体，还未形成不同的学科；现代世界对事实与虚构的区分也毫无用武之地。对于古希腊人而言，荷马人高唱的史诗就是真实的，也就是说，那时候"真实性"的概念和今天大相径庭。《荷马史诗》所描绘的希腊诸神的人性化冲突在当时的重要意义，不亚于历史之于我们。其中的短歌插曲都是从过去的时代流传下来的，自然也无从考证，但人们却可以据此在一定程度上阐释自身存在和文化。然而，即使是"阐释"这个概念，在当时的意义也有别于今日，因为那个时代的人们并不认为"推测"和"分析性思维"具有矛盾性。

古希腊人认为最高级的思维活动是沉思。只要一有机会，人们就会在太阳底下眯着眼睛，倚在桌子旁，聊天、辩论，锻炼益于雄辩的肌肉。在那个时代，激进的论点比靠勤奋得来的经验要有用得多，毕竟在动动脑子就能行的情况下，谁还愿意去身体力行呢？那么，思想又来自何方呢？是什么在思考？灵魂的特征存于何处？

提出这些问题并不是为了给精神世界封土安家，更多的是为着能在平等的基础上正视和评估它。这方面的佼佼者莫过于被后世封为楷模的苏格拉底（Socrates，前469—前399）。公元前5世纪，只要去雅典广场就能看到他的身影。比起待在家里面对那个爱斗嘴的老婆，他宁可流连此处，与雅典公民们进行无尽的对话。这可是出自他的追随者之口，他们将他奉为无可匹敌的雄辩家。苏格拉底则把自己形容为"助产士"之子，因为他认为自己的价值在于帮助对方产出知识。他证伪被人们深信不疑的一切，直到对话的另一方认识到那个唯一确定的人类知识——无知之知。通过苏格拉底，人们登顶"自知无知"这一人类认知的最高境界。

若要坦白地承认自己无知，谦逊是必不可少的。因为这关乎承认对一切的无知，承认无法为知识奠定坚固的、普遍有效的基础的根本性无能。任何与苏格拉底对话的人都会很快认识到，自己将知识与知识的表象混为一谈，因为灵魂没有固定的容身之所。在苏格拉底之前的哲学研究里，思考和观点都指向了外部的物质世界，这种定位使人们努力去达到个体理性所设定的原则杆。[①] 而苏格拉底认为，借助理性的天赋所能达到的最高成就是对思考本身的反思，因此，知识的最高境界是自知。无论如何，苏格拉底就是这样去解读德尔斐神谕的。[②] 从那之后，他致力于"心灵的转向"，即呼吁公民们把对外部世界财富和进步的关注转向内部的心灵，并且用他的思维方法将他们陷入自我矛盾的纠缠中。[③] 当雅典人最终承认自己在物质中寻找幸福时，他们的立足点就开始动摇了，因为对于所有这一切身外之物，人是毫无掌控力的。能够随财富一同消失的幸福，怎么算得上真正的幸福呢？能够随职位一同消散的人生意义，又能重要到哪儿去呢？在身外之物上添砖加瓦的人，最终会错失人生。心灵在财富的驱使下，将无法发挥理智与理性的作用。由于无知，心灵将堕于恶而难享福祉。

在生命的终点，苏格拉底是完全有底气将他的穷困援引为坚守美德的例证的。他将毕生精力用于对自我的认识，没有一时半刻浪费在对财富和声望的积累上。就连生命的最后一程，他也走得极为镇定。因"亵渎神灵"和"腐化青年"的罪名被判处死刑，他平静地饮下鸩毒，甚至都没去跟死刑执行官打听一下，怎样死得最快。苏格拉底向

---

① 苏格拉底说，为使灵魂不致盲目，必须求助于灵魂内的原则去发现事物的真理。这里的"灵魂内的原则"指的就是知识。——译者注

② 相传在古雅典城外的一座山上有一个德尔斐神庙，那里的神谕最灵验。苏格拉底的学生海勒丰跑到神庙里求问："有没有比苏格拉底更聪明的人？"神谕说："没有。"苏格拉底听说之后并不相信，他多方去求证。他先后找了以智慧著称的政治家、最优秀的诗人、手工艺人，发现他们都觉得自己出类拔萃，因为有一技之长而觉得自己知晓一切。最终，他想明白了，神谕讲的是对的。他说："跟别人相比，我一样一无所知，但与他们不同，我知道自己无知。知道自己无知的人才是最有智慧的。"——译者注

③ 这种矛盾大抵是指"陷我们于无知的恰恰是我们的已知"。——译者注

世人证明，如果一个人尊崇心灵的富有而将其生命致力于对理智与理性的追求，那么他对物质世界的依赖是何其之少，甚至可以无惧死亡，将躯体也置之度外。临刑前，苏格拉底对朋友们道出了可能是人类有史以来在这种情境下所能讲出的最平和的遗言："分手的时候到了；我去死，你们去活，谁的去路好，唯有神知道。"[2]

苏格拉底用他的哲学思维方式扳动了研究"思维实体"[①]的发令枪。他终结了那个将世界法则和万物本原归结为物质的时代，我们今天称之为"前苏格拉底"。无论是对于人类世界还是精神世界的探索，苏格拉底都赋予"思考"一席之地，也以此启动了自我反思这一伟大工程。感觉源自何处，思维如何运行之类的问题，也由此或明确或隐含地被提了出来。总之，对其予以阐述已经成了弦上之箭。

灵魂何以不朽

* * *

柏拉图（Plato，前 428/427—前 348/347）是追随苏格拉底走遍雅典的门生之一。和他那位一生不曾写过一行字的老师不同，柏拉图记录了自己所有的想法，并且建造了供后世思想家参考的哲学体系。2300 年后的英国哲学家阿尔弗雷德·诺思·怀特海（Alfred North Whitehead，

[①] 思维实体：一是笛卡儿用语，指离开物质世界，离开身体而独立存在的，专门从事思想的心灵或精神实体；二是兰斯宾诺莎用语，意即思想属性。——编者注

1861—1947）断言：整个西欧哲学的存在都仅仅是在为柏拉图的作品作注脚。[3] 柏拉图赋予苏格拉底在哲学对话中主角的地位，以此表达他对苏格拉底的敬仰之情。

柏拉图的《蒂迈欧篇》分为三个部分，讲述的是"灵魂的本质"。在这里，雅典城邦最重要的话题相继出现。第一部分讨论的是个体需要不断去证明的勇气。原则上，在争夺地中海统治地位的战争时期，人们可能需要随时响应号召，拿起武器。第二部分讲的是海伦人（古希腊人）——和所有早于或晚于他们的文明群体一样——如何处理欲望。早在荷马史诗阶段，欲望就已三番两次将众神推入堕落的深渊。然而，也不能全盘否定对欲望的追求，因为它同时又是生存的保障。最后部分则是某种未知的力量迫使人类去追求知识与理性，苏格拉底的一生就是其中熠熠发光的例子。

勇气存在于何处？或者换种问法：当人需要勇气的时候，身体的哪个器官反应最强烈呢？当需要对抗不幸和危险时，身体的哪个部位会挺身而出呢？自然是胸膛了，这里是心脏的所在。每当勇气被呼唤，它就跳动得山响；每当危险过去，它也跳脱得欢快。柏拉图由此将主管勇气的那部分灵魂安放于心脏。

那么欲望呢？在古希腊的艳阳下，人们从身体的哪个部位感知到兴致呢？也只有下半身了，腰部的力量在这里隆隆作响，蓄势待发。

除了头部，主管认知的那部分灵魂又会存在于哪里呢？每当你想搞清楚一个有挑战性的问题，难道不是总会以手扶头，并且来回按摩皱起的额头吗？在这个问题上，缺乏实践经验的柏拉图引证了科斯岛的希波克拉底（Hippocrates，前460—前370）。这位医学之父提出的医师誓词——医生必须且只能以病患的利益行事——直到今天依然生效。虽然希波克拉底对"宽阔脑洞"里的这个器官并没有很高的评价，认为它是"白色的、易碎的"[4]，其价值和一个腺体差不多；但他也至少承认了大脑发挥着理智载体的作用。他把空气看作最高智慧的源起，空气里饱含着无尽的高级精神属性，正是它们，给大脑以洞察力。空气首先从上方，并且以最纯净的方式到达大脑。柏拉图也认为主管认知的灵魂存在于大脑。尽管他并不认为空气是精神的媒介，却赋予大脑中的思维实体特殊的地位，他推测正是在这思维实体中存在着不朽的灵魂。

因此，对于柏拉图而言，身体各部分的灵魂品质是呈升序排列的：在躯干中，欲望和贪婪把人变得和动物相似，使人迷失自我，却又同时保证了人类整体和个体的生存——促使人类繁衍后代和获取食物；在躯干之上的心脏里居住着勇气，给予人类坚持的力量；然而，没有理智的引导，它也不过是蛮勇，所以必须有认知的灵魂登顶统治一切，规定勇气和欲望的方向。

柏拉图认为，大脑就像一个权威机构，能够支配两个低等级的灵魂，并以这种方式创造和谐，但这种和谐大体上也只有在正义的国度才能实现。柏拉图在他的对话体著作《理想国》中借助三个等级发展了和他的灵魂观类似的政体概念，这三个等级可以类比为上述三种灵魂属性：手工业者代表着欲望（欲望，希腊语：epymetikon）和供给的部分，这个部分需要理智的引导；柏拉图认为代表理智的是哲学家，这也是为什么他认为只有哲学家成为统治者或者统治者成为哲学家的国度才是正义的；而勇气的灵魂（勇气，希腊语：thymoeides）直接隶属于理性的灵魂（逻辑，希腊语：logistikon），所以在柏拉图的正义国度里，代表着勇气的守卫和士兵阶层也必须听命于哲人王的统治。

柏拉图对人体机制并没有多大兴趣。他知道，血液在周身流动，因为无论人体的哪个部位受了伤，要不了多久，伤口就会被染红。那么，哪种物质更适合于一方面将感官知觉分配到全身，一方面又把命令从大脑传达到低等级的灵魂呢？为什么偏偏是血液作为这样一个全能的媒介？对于柏拉图而言，更令人振奋的是由此引发的推想：人类究竟为什么需要一副躯体。因为对于不朽的灵魂来说，单单一颗头颅就足以恰如其分地"模拟宇宙的形态"了。然而，这样一个四处滚动的球体"不应该陷入无法解决的困境"[5]，所以就需要动用能轻松应付崎岖道路的四肢。而为了预防不那么高贵的躯体部分影响到头部的不朽灵魂，就有了一种以喉咙和颈部组成的理性"针眼"构造，用来"隔离头部和胸膛"[6]。

柏拉图认为，通过一个简单却不容置疑的逻辑结论就可以证实理性灵魂的不朽性。我们如何能立刻一致认定，某些东西凑在一起就可以被称为房屋，而另一些东西却被排除在这个分类之外？尽管没有看上去完全一样的房子，但我们怎么能知道它们都是房子？我们甚至都不需要思考一下，就能对从未见过的一个物体脱口而出：这是房子！这简直就是奇迹。然而，奇迹对于理性来说却什么都不是，它们只会使之蒙羞。柏拉图为此找到了一个绝妙的解决方案，他认为存在着一个理念的世界，那里摆放着一切事物的原型。每一个显现在我们感觉世界里的事物背后都有一个该事物的理念。正是理念，将各种毫不相同的有机体幻化为动物。当然，这些理念并不能直接被感知，否则我们看到的就不是獾、老鼠和乌鱼，而是它们各自的原型了。认知的灵魂却能轻易识别这些理念，它早就见过这些理念的超凡存在，只不过在它进到躯体时忘记了。只有直觉世界中事物的秩序才能使之回忆起这些理念前世的形态，这些秩序也使得形形色色的生物可以被识别为动物，五花八门的建筑可以被识别为房屋。既然理性的灵魂在进到躯体之前见过这些理念，那么它一定是可以脱离躯体而存在的。既然它在有躯体之前就存在着，那没有道理在躯体辞世之后就消失了啊。因此，理性的灵魂是不朽的，在躯体存在期间，它就好像是租住在了头部。

血液的冷却

* * *

在古希腊，简单到令人吃惊的观察常常可以成为精神冒险的起点。如果你用一种天真的、不带任何偏见的眼光来观察人体，就会看到这样的情景：一条细长的口子用来进食；一个长着两个洞的突起用来闻气味；两个可以开合的椭圆形用来看东西；两边各有一个贝壳，显然是用来听的；额头给了脸部美感，头发和覆盖头部骨骼的皮肤也同样给美丽加分；头部是一个用来感觉的装置，美丑不一。关于头部可以描述的也就这么多了。此外，它只有时不时地引发疼痛才能引起注意，它的内里则没什么可感觉的。心脏和它截然不同：心脏会跳动，还是有节奏的；心脏能感知；心脏简直能在巨大的兴奋中飞起来，夺人呼吸；心脏既能跌跌撞撞地让人不得安宁，也能在深度的放松中安静得不被察觉；当人遭受了命运的打击又找不到出路时，心脏能酝酿起所有的悲伤，然后碎裂。这种种迹象分明表明，心脏才是生命体的中心啊，而非大脑。另一个有力的证据在于，刺伤心脏总是致命的，而头部受伤运气好的话还能够痊愈。

亚里士多德（Aristotle，前384—前322）基于这个观察结果，形成了他对灵魂归处的观点。通过动物实验他发现，暴露的大脑及其载体在被触碰的情况下不会产生任何反应。由此他认定，大脑只能承担低等任务。它甚至一次都没有产生过"与感觉器官的连接"。[7] 由于地中海人汗湿的前额通常是身体中最凉爽的部位，所以亚里士多德在经过深思熟虑之后深信，大脑这一毫无感觉的人体器官的作用在于凉血。自然界中万物都需要平衡，所以"大自然为心脏和存于心脏的热气设计了大脑这一对立物……大脑为心脏中包含的热气降温"。[8]

亚里士多德在这个方向上惊人的直觉力体现在美国女人类学家迪安·伏尔克（Dean Falk，生于1944年）的理论中，她将人类大脑的快速发育归因于头部特殊的冷却系统。随着直立行走，人类大脑中形成了最精细的静脉系统，它就像冰箱里的散热装置，能有效降温。与黑猩猩相比，人脑的重量急需增加到黑猩猩的3倍，因为脑组织消耗的能量比肌肉组织多16倍，所以相应地会产生更多热量。

和先师柏拉图一样，亚里士多德认为灵魂分为多种，且各司其职。

在这方面，他提出了一种平和而朴素的灵魂观。在他看来，灵魂承担着使身体的潜能转变为现有能力的功能。如同光成全了眼睛的视觉能力，灵魂施展一切天赋属性，"使可能性真正成为可能"。[9] 例如，与物品不同，所有生物都拥有一个基本属性，那就是活着。根据亚里士多德的理论，灵魂使植物、动物和人能够实际运用它们的生命活力。死的有机体完全可以拥有和活的有机体一样多的组织，但它唯一缺少的是最关键的因素——能使各个组织有效运行的灵魂。

胸膛里的两个灵魂

* * *

亚里士多德将生物的可能性原则置于不同的层面上——饮食灵魂和感知灵魂，二者都以心脏为家。[10] 尽管饮食灵魂从嘴巴嚼碎橄榄、羊肉和面包时开始工作，然而，食物真正发挥作用却是在吞咽之后。这时候，饮食灵魂已经从大脑消失了。亚里士多德严肃地思考着这项功能：饮食灵魂是做什么的？它使什么成为可能？营养物质中发挥作用的东西究竟是什么？为什么我们每天需要进食好几次？为什么动物看上去（几乎）除了吃就不想其他的事？为什么植物甚至会把根伸展到岩石的缝隙里去获得营养物质？饮食灵魂使什么成为可能，这个问题在食物耗尽的时候就容易看清了。有机体遭受饥饿时，会毫无力气、无精打采。由此可见，饮食灵魂使得有机体的活动成为可能，它为有机体提供能量。血液会在食物的帮助下，从心脏开始加热，就像灶上的水壶。同时也像水壶一样，被加热的血液也需要有调节的机会。就像人会把煮沸的水壶从炉灶上端下来一样，热血会流淌到大脑去降温。

心脏对第二种灵魂——感知灵魂——发挥着决定性的作用。对亚里士多德来说，各种感官是最确切无疑的，即它们反映最根本的方面。它们总是只能报告周遭环境的某一个确定的特性：眼睛看到颜色，鼻子闻到气味，皮肤负责触觉，舌头尝出味道，耳朵听到声音。一个物体在最理想的情况下会散发味道，展现颜色，发出声音，可以被品尝，被触摸；对于这样一个物体的整体体验是单一的感官所不能提供的，所需要的也不仅仅是感觉了。不单是因外部刺激而探索世界，而且要能真实地感受其饱满，这对于亚里士多德来说，也只有心脏作为生命体的中心器官才能实现。

这个观点很接近于 19 世纪德国生理学家约翰内斯·穆勒（Johannes Muller，1801—1858）所定义的"特殊感官能量法则"：每一个感官细胞都不能直接对外界做出反应，无论受到了什么刺激，它们都只报告自己能报告的，只说自己的语言，而不是外部世界的语言。美籍奥地利裔控制论专家海因茨·冯·福尔斯特（Heinz von Foerster，1911—2002）在 20 世纪末以此作为认识论建构主义的基础。根据这个理论，我们在这个世界的宝贵经验是由大脑构建的。这个理论目前也得到了大脑研究学者们的认同。

灵魂在思考

* * *

亚里士多德认为，理性管辖第三灵魂，这是我们人类所独有的，而感知灵魂也活动于动物，进食灵魂也活动于植物。那么精神灵魂或者说理性灵魂又为人类带来了什么可能性呢？它是如何创造了动物和人类之间显而易见的区别？它为人类语言和文化的形成做出什么贡献？或者换一种问法：是什么使思想成为思想？

这里举一个亚里士多德曾用来描述逻辑思维能力的例子。他从一个被广泛认可且普遍有效的见解出发，即"人都是会死的"。在这句话的基础上进而得出其他观点。亚里士多德继而说："苏格拉底是一个人。"这就势必得出这样的结论："苏格拉底也是会死的。"

这里发生了什么？首先，感知灵魂观察到的"人类会死"这一现象被普遍化，然后通过逻辑分析应用到个例。这一切的发生都超出了直接感知的范围。感知灵魂只能让我们列举出所看到的死者。也就是说，要想借助感知灵魂的能力得出"所有人都会死"这一观点，我们就只能等到人类灭亡的那一天了，而那时也就没人活着了。因此，人类需要理性灵魂来实现这种必要的抽象思维，它可以超越感知灵魂的具体观察，它能使人类体内的精神飞翔，它能够识别事物之间的内在联系，而感知灵魂只能记录抓拍的瞬间。

那么，第三灵魂的大本营又在哪里呢？亚里士多德排除了大脑，他认定大脑和制冷活动有关。可心脏也不是理性灵魂的合理居所，因为精神冒险和居于胸腔的直接生命活力毫无瓜葛。思考并不需要感受；

相反，分心越少，理性工作就越精确。精神灵魂究竟位于何处呢？我们不妨做出反问，"苏格拉底会死"这个观点位于哪里？在我身上？就算是吧，然而，即便我对此一无所知，这个观点也是存在的啊。因此，亚里士多德认为精神灵魂既不存在于身体的某部分，也不存在于特定的器官内。它无处不在，又无所在。与感知灵魂和进食灵魂不同，它也不会随着躯体的消失而消失。假如它真的会随着躯体消失，那人人可都得从使用旧石器时代的石斧开始，从头学习一切知识和技能了。继承了柏拉图衣钵的亚里士多德，把精神灵魂看作实现理智的有效法则，所以它既不是个体的，也不会消亡。通过与感知灵魂的协同配合①，精神灵魂还可以帮助人类形成完全个性化的见解：关于世界万物，关于自身，甚至关于大脑和心脏。

精神灵魂，如今被我们称之为意识，它存于何处至今无人知晓。尽管大脑研究专家们付出了艰苦卓绝的努力，但至今也未能找到一个统一我们的意识流的区域。加州理工学院的神经科学家克里斯托夫·科赫（Christof Koch，生于 1956 年）将毕生精力献于这一研究领域，他得出结论：意识并非形成于错综复杂的神经网络，它本身是活性物质的一种基本属性，无法从任何其他物质中获得。他说："我还无从知晓人类是怎么通过更多的神经元从无意识桥接到有意识状态的。"[11]

伴随着亚里士多德的思考，在古希腊时就已经形成了全面描绘感知能力和思维能力的画卷；尽管当时还没有使用诸如神经或电子传导

---

① 感知灵魂是存在于个体的。——译者注

性一类的概念。亚里士多德在普遍原则上被证明极具预见性，但是落实到具体机制的研究上，就难免限于高度臆测了，例如，在感官印象如何从头部到达他所认定的生命中枢——心脏这一问题上。

赋予生命的基本物质是什么？

* * *

在这个问题上，人类在直接的日常观察中也不断有所发现。火对古代人的生活有着超乎寻常的重要意义：古希腊的房屋都是围绕着炉灶建起的；火焰展现了火的巨大力量，它甚至能将整片森林化为乌有。那为什么不把火视作第一生命要素呢？还是说土才是更为重要的元素？毕竟人类生存所需的一切都生于斯长于斯，在土地上繁茂与成熟，所以生命的种子必定也是从土里萌芽吧。那么水呢？水无疑是丰收多产的基础，没有水，植物会枯萎，人也会悲惨地口渴而死。然而，还有一个对生命体更为必需的元素，少了它，心脏可跳不过两百下：那就是气！

对于这个问题的解释，阿波罗尼亚的第欧根尼（Diogenes von Apollonia，前499—前428）是其中最杰出的代表。大家可不要把他和锡诺普的第欧根尼（Diogenes von Sinope，前410/405—前323/320）混淆了。这位锡诺普的第欧根尼以住在桶里为同胞做出极简主义的榜样，他声称，人要生存下去，所需的不过是气而已；而阿波罗尼亚的第欧根尼为了思考，除了气也几乎不需要其他东西。医生和自然哲学家认为这种外形变化多端的气并不仅仅是一种元素，更代表了一种原理：压缩形成物质，稀释产生液体。

鉴于能与一切物质混合的特性，气在感官信息的传递上也发挥着至关重要的作用。这个过程发生在头部，阿波罗尼亚的第欧根尼认为大部分的感知在大脑里被加工成形。一部分气在体外与声响、气味混合之后从耳鼻进入大脑，经过这样的多重混合之后，听觉和视觉信息传导开来。其他感觉的形成也是类似的原理，只是它们使用血液作为传导介质。血液可以和气完美融合，因为一切皆源于气，血液当然也不例外。

亚里士多德采纳了阿波罗尼亚的第欧根尼的这一构想，并进一步将其完善，他将生命中心从阿波罗尼亚的第欧根尼认为的大脑换成了心脏。首先，他检验了其师柏拉图"血液传递感觉信息"这一命题的真伪。他采用了简单到不能再简单的经验主义方法：流血的伤口会给动物和人带来痛感，然而，触摸流出体外的血液却并不会带来疼痛强度上的任何变化。亚里士多德由此得出结论：血液并不具备感知力，因此也无法传送感觉信息。但它却是极富营养的，我们都知道斯巴达的（男性）公民靠饮用声名远播的血汤而受益匪浅。[①] 正因如此，亚里士多德把血液解释为营养物质的输送者，并将它归为饮食灵魂。而感知灵魂和精神灵魂却应归"气"管辖，亚里士多德将"气"称为"普纽玛"（"普纽玛"在古希腊语中也有"精神"的含义），想借此表

---

① 斯巴达士兵以强壮、勇敢和富有血气而著称。——译者注

明体内的"气"是天生的、本就存在的。身体并不是通过呼吸从外界获取它，它打从人出生就存储于人体特殊的空腔和通道里了。如同阿波罗尼亚的第欧根尼看待"气"一样，亚里士多德同样将"普纽玛"视为生命的原理，所以他最终将它命名为"动物精神"，即生命精神。

窥探头颅
* * *

尽管比起对细节的精细探索，希腊人对宏伟的构思更感兴趣，但是一旦机会来临，他们也绝对拿得起锤子和凿子。尤其值得一提的是迦克墩的希罗菲卢斯（Herophilos，前330—前255），他是托勒密一世（Ptolemaios I.，前367—前282）的宫廷御医。可以说，他在那个时代迈出了极不寻常的一步，即在实践中检验亚里士多德的理论。他果然找到了这位哲学家提到的充满"气"的那些通道，虽然它们比想象中的要小得多，但即便是其中直径最小的，也足够"普纽玛"通过了。希罗菲卢斯将这些通道称为"线"（希腊语：neuron[12]），因为它们像蛛网一样覆遍周身。出人意料的是，这些线集中在头部而没有像亚里士多德的理论所预期的那样集中在心脏。希罗菲卢斯甚至更精确地将神经的起源定位于小脑和脊髓，并将其细分为两类：感觉神经传导感官信息，控制神经操控运动。

总的来说，颅腔内的这个组织，结构极其复杂。希罗菲卢斯在其中发现了脑室和脑膜。由此，他区分了大脑和小脑，并自问，为什么区区一个冷却系统也要构造得如此大费周章？更何况，它运转的时候也不凉啊！对了！运转啊！希罗菲卢斯持有皇家许可，可以与他的学生——解剖学家埃拉西斯特拉图斯（Erasistratos，前305—前250）在死囚犯还活着的时候就进行解剖。但是他们自己最终尝到了这种在伦理上有待考究的研究方法的苦果——据罗马历史学家阿乌鲁斯·科尔内琉斯·凯尔苏斯（Aulus Cornelius Celsus，前25—50）记载，希罗菲卢斯和埃拉西斯特拉图斯在这样做了之后，最后也被处以死刑和活体解剖。然而，二者相距五年的死亡时间却反驳了这种说法。[13]

希罗菲卢斯在可以想见的受害者的鬼哭狼嚎下，发现了两种血管。他认为，静脉运输富含营养物质的血液，而动脉中存在着生命普纽玛。他认为生命普纽玛有别于精神普纽玛。后者来源于大脑，搏动于神经，并且使躯体活动；而生命普纽玛来自心脏，负责机体的基本活力，它以一种特殊的方式进入动脉（一种启发了罗马医师盖伦实施解剖术的技术模型）[①]：动脉像风箱一样有节奏地鼓动和吸入普纽玛。希罗菲卢斯也将这种机制用于解释脉搏的跳动。

但为什么动脉会流血呢？这种情况不仅发生在活体解剖过程中，在日常受伤时也难以避免。埃拉西斯特拉图斯专注于这个命题，并很快从希罗菲卢斯的门徒晋升到大师。他密切地观察，动脉受伤后会发生什么。一开始竟然什么都没发生！延迟了一会儿血液才流出来。他以风箱现象作为技术原理，给这一现象做出了巧妙的解释。埃拉西斯

---

① 盖伦解剖的都是动物。——译者注

特拉图斯认为，动脉受伤后，普纽玛首先通过血管壁上的伤口逃逸出来。由于它是无味的气体，所以我们根本发现不了。普纽玛的出逃在动脉中形成了真空状态，这又形成了一个巧妙的装置，将血液吸住。他认为，动脉和静脉细如发丝的末端是彼此连接的，失去普纽玛而产生的低压此时就通过这连接把血液从静脉吸入到动脉，最终从受伤的部位流淌出来。

埃拉西斯特拉图斯的这一解释证实了他敏锐的直觉。事实上，在动脉和静脉之间确实由毛细血管连接，这些毛细血管只有在显微镜下才能被观察到。通过这些毛细血管，血液与身体组织可以充分地进行氧气和营养物质的交换。

脑室中的精神

* * *

罗马文化严禁对人体进行解剖，不管活人还是死人。尽管这个禁令在那个时代并不敏感，后世文化历史学家奥斯瓦尔德·斯宾格勒（Oswald Spengler，1880—1936）却认为这是古罗马走向没落的典型标志，他还预言整个西方世界终将衰落。

他将西方世界各时代的文化比作四季，古希腊享受着金秋，其间硕果累累，精神的创造力大放异彩。古罗马帝国陷入了冬天，这个国际大都市一步步走向文明中断，正在逐渐失去内涵。"奢侈，体育，刺激，目不暇接却毫无象征意义的时尚"组成了生活的全部。[14] 这个颓废的西方世界再也产生不了伟大的构思了。而这又有什么关系呢？毕竟它已经坐拥一切了。罗马帝国时期的疆土在欧洲延伸至远，其殖民架构为源源不断的物质供应提供了保证。在哲学方面，柏拉图和亚里士多德的思想体系被编入学校教育，然而，这不过是对古希腊丰厚遗产的一种把玩，而不是为了脚踏实地创造新的成就。折中主义① 大肆蔓延，大家觉得没有必要建立新的流派，对钻研复杂的理论也毫无兴趣，他们只是随意地在其中抓取能够为己所用的。

甚至罗马帝国的医师们也普遍奉行折中主义。但是在盖伦（Galen，129—199）那里，才智犹如落入了尤为肥沃的土壤。这位神童在 13 岁之前就有好几本书出版了。卓尔不群的智慧，加上操持手术刀的娴熟技巧，使他不仅成为医学界的泰斗，还被提拔为马可·奥勒留（Marcus Aurelius，121—180）的御用医师。这位皇帝著有关于斯多葛哲学学派的论文集② ，并以"哲学家皇帝"的美誉被载入史册。

由于禁止人体解剖，盖伦就在动物身上实验，来拓展自己的解剖学知识。在这方面他成绩斐然，至少至今还流传着这样的说法：他仅用一刀就让一头活蹦乱跳的猪当场毙命，公众一片震惊哗然。显然，盖伦精准地切断了猪颈部的神经束。他还能针对性地破坏实验动物的

---

① 折中主义：一种形而上学的思维方式，没有独立见解和自我立场，只是对不同的思想和理论进行机械拼凑的思维方式。——译者注

② 即《沉思录》。——译者注

部分脊髓，使其呼吸中断、下身麻痹。他甚至完全不需要破坏实验动物的声带，只通过切断喉神经就能让它失声。通过那些想必痛苦万分却也说服力十足的实验，他证实了产生尿液的位置。在那个时代，人们普遍认为尿液产生于膀胱。盖伦扎紧输尿管，然后追踪尿液回流。通过这个方法，他确认是肾脏制造了尿液。由于和人类具有相似性，大量猴子被他用于活体解剖实验。他将猴子的大脑从活体上以尽可能薄的片层逐片切除，以此探索这对猴子身体状况产生的影响。此外，作为角斗士的医疗顾问，他获得了关于人体结构和功能的极富价值的见解。

随着折中主义在社会思潮中占据上风，盖伦采用亚里士多德的普纽玛学说作为基本原则，并在此基础上进一步拓展。与这位古希腊先哲不同，他认为人体内一共存在着三种"精神"（拉丁文：spiritus）。首先是给身体供给营养的"自然精神"（拉丁文：spiritus naturalis），盖伦认为它源于肝脏，并在那里将营养物质分配给其他器官。其中大部分通过盖伦所描述的大腔静脉进入心脏，更准确地说，是右心室。心脏放松时，血液注入，左心室吸入富含营养物质的血液，借助普纽玛固有的一些特性将这部分血液转化为"活力精神"（拉丁文：spiritus vitalis）。这股生命力量掌管着调节体温和控制血液流动的重要环节。心脏收缩时，血气混合物通过动脉注入身体（这也从词源上解释了动脉"Arterie"这个词，是由希腊语 aér "气"和 teréein "含有"组合而成）。假如盖伦在做活体解剖时产生过与他的理论背景相近的想法，即把空气注入动脉里，他可能会产生疑惑。因为在脑动脉中，哪怕只有两毫升的空气，就足以引发致命的中风。

这位解剖学家沿着动脉网来到血管越来越细的大脑。他在这里发现了一张"精美绝伦的网"，其精妙程度超越了他所见过的一切人类手工作品。这个部位似乎尤其需要"活力精神"。这让他产生了一个想法。在他按压或者切割暴露大脑的脑腔时，实验动物做出了惊人的反应：它们要么开始疯狂地眨眼，要么全身陷入僵硬。被打开的颅腔看上去空空如也，这恰好说明，三个脑室中集中的是气态普纽玛。这也是希罗菲卢斯广为人知的观点。这位折中主义者在这一点上选择了背离亚里士多德，他得出脑室才是精神所在地的结论。他把供给的任务分配给了那层长得跟核桃类似的外壳，而大脑又一次被赋予了作为思想和感知能力所在地的崇高地位。至于亚里士多德所说的大脑具有冷却功能的观点，盖伦单从逻辑上就否认了。真要发挥这个功能的话，大脑离那个跳动的心脏也未免太远了些吧，它倒是应该——根据奥地利的科学理论家艾哈德·厄泽尔的观点——"在胸腔之内，环绕着心脏生长"才对啊。[15]

言归正传，"活力精神"借助心脏收缩进入全身。其中的绝大部分通过大脑里格外精细的动脉网注入并汇集于脑室，和这里的"土著"普纽玛碰头，最后摇身一变成了生命精神的最高形式——"动物精神"。它再度进入三个脑室，成就一系列精神活动。最终，它由神经（盖伦和希罗菲卢斯都把神经描述成中空的通道）运输到相应的器官以及四肢，在这里，它引发预期反应，并使感知成为可能。根据对北非猿猴的解剖，盖伦一共细分出 7 对脑神经。而今天我们知道的是 12 对。

盖伦设想血液流动是直线形的。由四种体液组成的血液不断重新合成，从提供营养一直到合成"动物精神"，人体器官要实现各自的功能都离不开它。这个过程当然也免不了产生特定的废品。肝脏生产自然精神时，身体会把多余的物质通过尿液排出。"活力精神"形成时产生的废气通过肺部排出体外；在脑室生成"动物精神"的复杂过程中，黏液不断积累，然后通过鼻子和咽喉排出。

盖伦的超凡才华有目共睹，他借助多种理论、自己的观察结果，以及敏锐的直觉，为同代人和后代人建立起生物体中复杂而连贯的活动系统。这一系统将作为最持久有效的解释模型被载入科学史的长卷。盖伦关于人体价值创造链条的理论设想存在了将近 1500 年之后，才有英国医生威廉·哈维（William Harvey，1578—1657）在 17 世纪前半期的发现：血液在体内并不是在一个方向上线性流动，而是循环往复地流动。

盖伦为古希腊罗马时期的大脑研究工程画上了句号。不容忽视的是，他的构想很大程度上是建立在那个时代关键技术创新的基础上。古罗马的建筑技术无疑是传奇的，然而真正的工程巨制是响应第一个国际大都会的供水需求而产生的。每天有超过 400 万立方米的水流过罗马 400 公里长的引水渠，供应 11 个皇家温泉浴场，900 多个浴池和众多私人家庭。这个数百万人口的城市人均耗水量为每天 500～1000 升。要知道，2005 年德国人均日耗水量才刚到 126 升。难怪当时对罗马历任统治者的尊敬程度直接取决于他所展现出的维持供水的才能。

罗马基础设施的一个重要组成部分是水井和蓄水池，加起来可以容纳多达 1 亿升水。它们分为好几层，水从一个椭圆形石盆溢出到另一个。罗马人建造了多个彼此相邻的蓄水池，并在其间插入过滤网，当储存的水从一个蓄水池流到下一个时，就顺便被过滤了。盖伦设计他的人体解释模型时，眼前很可能就浮现出这种供水构造。"精神"从一个身体容器流淌到下一个，并逐步提升纯度，直到上升为"动物精神"。这个过程也在脑室中重复——"动物精神"从一个脑室溢出到另一个，触发各种感觉，并向机体发出命令。还有一个跟盖伦模型及供水系统相似的现象：罗马人的技术越是成熟，他们对水循环生态系统的理解就越有限。对他们而言，水供应也是单行线，就像盖伦看待血液流动一样。值得一提的是，在整个中世纪，人们都对此深信不疑。

第二章

中世纪和文艺复兴

精神的呐喊

灵魂救赎与身体蔑视

* * *

罗马帝国到了末期，遭到了一种"病毒"的侵袭。这种"病原体"叫作基督教。在庞提乌斯·彼拉多[①]时代，国家政权还能抵御住这种渗透。然而，恰恰是对新信仰的打压，使它最终发展成了一个不可抗拒的宗教。每一位罹受十字架刑的（基督徒）都昭示了信仰爱的教义的狂热。完全不同于在多情的纠葛中过分沾惹了人性的古希腊罗马神灵，基督教的上帝是超凡脱俗的存在。尽管无法被接近，他却给了人类最大的爱。他不惜牺牲自己的儿子，来承受人类的苦难。

然而，这个以爱之名的宗教，从基本特征上来看也不是全然无私的。相反，它甚至可以说是"包藏祸心"。因为在这无所不在的超凡牺牲之下，人类对上帝背负着巨债，虽然通过远离罪恶的生活方式可以有所减轻，却无法永远消除。信徒仰仗主的恩典，受上帝掌控。基督教文化故事就是以这样的方式，记载着信徒被救赎或被诅咒的巨大差别，后者会因过多越轨行为或不信上帝而获罪，他们可没什么好果子吃，不但得不到圣洁之光的庇佑，反而要在炼狱中遭受种种痛苦。这一天

---

① 罗马帝国犹太行省第五任总督，26—36 年在任，就是他判处耶稣钉十字架的。——译者注

很快就会到来，因为严酷而慈爱的上帝已经以其全能之力复活了耶稣；耶稣将会再临人间，并且实施可怕的最终审判。早期基督教预言，世界末日近在咫尺。它的到来并不是无意义的破坏——即便这预示着俗世的毁灭——而是将要开启上帝创造的正义而安慰的新天地。你的愿望终将实现！

这种宗教可以创造政治，宏大的特权政治！古希腊罗马时期的神灵适宜用来创作神话，形成美好的史诗、戏剧和预言。作为犹太人的上帝，耶和华却铸造了一个民族，他教导人们虔诚地忍受一切苦难。通过声称自己是上帝指派拯救世人的救主①，有人便以在人间的上帝之名（圣父、圣子、圣灵三位一体）实现统治。因此，基督教的地位在区区两百年内得到彻底的改变，并在君士坦丁大帝（Kaiser Constantine，大约280—337）在位期间被奉为国教，就丝毫不值得大惊小怪了。

被救赎者和被诅咒者之间的差别有了新名目，世界秩序也随之发生了新变化。人们被传教、被迫皈依、被强制受福荫，甚至在对此有疑问的情况下会被谋杀。这一切都发生得问心无愧。毕竟上帝②为此做了担保啊。只是基督再临却迟迟没有发生。宗教哲学家雅各布·陶伯斯（Jacob Taubes，1923—1987）[16]写道："基督教核心故事的形成是由于基督再临这件大事不曾发生。"为了解释此事推迟的原因，就需要聪明的头脑。由此开启了神学家和教会的时代。传道取代了可怕的世

---

① 即下文的"弥赛亚"。——译者注
② 这里可以理解为人间的弥赛亚。——译者注

界末日说，葡萄酒和后来大约 8 世纪出现的圣餐饼代替了上帝选中的弥赛亚[①]。

在这个神学化的过程中，基督教教义与古希腊的思维传统并不矛盾。柏拉图关于凡胎肉体中不朽灵魂的想法在这里就很适宜。至于灵魂进入尘世的细节，人们并不想做过多的了解。柏拉图关于前世记忆的整体认识论都与此相关，根据他的理论，生命就是对前世思想的重新回忆。基督教教义只采纳了其中关于灵魂比身体更高级、更重要的观点，后者扮演的角色不过是供神圣灵魂短暂居住的容器。

如果目的就在眼前，为什么要去关心达到目的的手段？如果花瓶中插满了美丽的玫瑰，为什么要去在意花瓶？如果把灵魂称为真我，又为什么要去探讨肉体？在基督教时代，让人感兴趣的不是身体，而仅仅是灵魂的救赎。自然科学遭人唾弃，因为它居然想要对上帝据以创造物质世界的圣明计划一探究竟，这近乎渎神啊。因此，对身体——无论是活着还是死了——的探寻，都遭到教会的严格禁止。

在这样一个自然科学被边缘化的时代，关于大脑的思考还剩下什么呢？只有前人的学说了。业余研究精神问题时，教父们不加验证地采用了盖伦的理论，认为"动物精神"在脑室中流动。被基督教会尊为"圣人"的奥古斯丁（Augustinus，354—430）确定大脑中有三个脑室：前面的脑室"包含所有的感官功能"。按他所说，来自舌头、眼睛和

---

① 据《新约》的说法，饼是基督的身体，酒是基督立约的血。基督的身体和血是为众人救罪而舍弃和流出的。——译者注

耳朵的信息就进入这里；后边的脑室"靠近颈部，是储存记忆的地方"；第三个脑室"位于二者中间，控制所有的运动"[17]。

那么思考呢？想象力呢？理性呢？对于这些明确存在的人类特质，奥古斯丁没有在大脑中找到负责它们的确切位置。或许它们应该被归类到中间的脑室，因为对运动的控制最终以反映运动为前提。当然奥古斯丁也没必要执着于这个问题，毕竟他是一位基督教的思想家，而不是神经科学家。就这点而言，他完全可以从任何对大脑的功能和结构进行定位的探索中解脱出来。关于脑室的解剖学排列，奥古斯丁也追随于盖伦。他认为，三个脑室里并行排列的，至于其大小和形状都不重要。跟盖伦的观点一样，这位教父认为三个脑室之间的交流由"动物精神"负责，至于对三个脑室性质的探索，并不是自己的任务。在这种情形下，一种杂糅了各种有关精神载体的旧思想的理论出现了：柏拉图的血液说，亚里士多德的精气说，再加上盖伦的气血结合说。相应地，"动物精神"在中世纪被看作是一种混合了血液实体与精神普纽玛的蒸气，对它进行深度分析并无必要——这反映出了中世纪时期人们对上帝的恐惧，模糊地想象"动物精神"能产生生命力的气息就足够了。

大脑瓣膜

* * *

在奥古斯丁之后的几个世纪里，知识界是一个巨大的空洞。直到

12世纪才又有一阵风拨动了中世纪思想停滞的死寂。这主要归功于一位名叫伊本·路什德（Ibn Rushd）的阿拉伯哲学家，他的拉丁名字是阿威罗伊（Averroes，1126—1198）。在伊斯兰教的扩张过程中，哈里发缴获了亚历山大图书馆的巨大财富。巴格达的所有翻译机构都致力于将这些文献翻译成阿拉伯语。阿威罗伊在这期间以注释亚里士多德的著作而闻名。他对这位古希腊先哲的诠释随着安拉的战士经由北非又最终回到了西方——可能首先到达了西班牙。在这里，他的诠释被艾尔伯图斯·麦格努斯（Albertus Magnus，1193—1280）如饥似渴地接受了。这位被称为"万知博士"的主教被公认为中世纪学识最渊博的学者。在亚里士多德的著作里，他发现了适用于自己的"自然之光"课题的理论工具，他的学生托马斯·冯·阿奎纳（Thomas Von Aquin，1225—1274）也参与了这个项目。他们对理性的热衷不亚于对信仰的追求，并且想要结束二者的两极对立。既然上帝赋予了人类信仰和理性，那么理性的自然光辉当然也应该照亮信仰的黑暗之地。因此，人类需要哲学，需要被誉为中世纪神学的精神支柱的亚里士多德。他的观点和圣经一样有效。在此之后的很长一段时间里，思想界又是一片静寂。

艾尔伯图斯·麦格努斯汲取了奥古斯丁的理论，并将其发展为学说。由于他把脑室看作房间，所以他把这个学说命名为房间学说。首先他把亚里士多德构想的三个灵魂部分的两个归入右边的光，把感知灵魂放在第一个脑室并创造出第六感。接着，他自问，这五种截然不同的感官信息是怎么结合到一起的呢？为此必定有一种根本性的感官能整合所有的知觉，他称之为"常识"（拉丁文：Sensus communis）。

直到今天，神经学家们依然在寻找这种"常识"。感知统一的奇迹在当今大脑研究中被称为"捆绑问题"（blinding problem），即关于大脑如何形成连续意识流的问题。换句话说，既然感官信息不但能进入大脑的不同区域，而且以不同的速度被加工，那么我们又是怎么在每个瞬间得到一个总体感觉的呢？

艾尔伯图斯·麦格努斯认为在第二个脑室中存在着理性灵魂。它位于大脑中部，并且可以作为"认知力"（拉丁文：vis cogitativa）在两个方向上行动：往前进入感知室，向后进入"记忆力"（拉丁文：vis memorativa）。由此，根据艾尔伯图斯·麦格努斯的个人认识论纲领，理性高于一切。

敏锐的自我观察导致解剖学的模型差异（这种经历不具备历史特征，所以不管是中世纪，还是今天，都可以随时被重复）：我们在向内倾听时会发现，感知器官在清醒状态下不间断地运转。我们可以听到联合收割机和风吹过树叶的沙沙声；看到鹤啄向田鼠，云轻轻飘浮；闻到茶叶中的柠檬味和玫瑰花瓣的芬芳；感受到挨着掌丘（手掌上隆起的肉垫）的写字桌边沿和身后的靠背；品尝到浓缩咖啡的苦调和水中微微的咸味。瞬间的感知可以被随意延长，而本质却是保持不变。感知系统持续不断地接收信号，然而，白天过去之后，留下了什么呢？是柠檬的香气，还是飘浮的白云，还是身后的靠背？也许什么都没有；也许我们还能记得仙鹤和联合收割机，但大多数感官信息确实消失得和它们的到来一样飞快。

感觉被理智和记忆双双忽视，为了解释这个奇怪的事实，中世纪的学者们在对脑室的设计里设置了一个瓣膜。我们在中世纪中期的手稿插图中可以看到这种所谓的蚓部，它被安放在第一和第二脑室之间。通常情况下，蚓部关闭感知室与理智和记忆所在脑室的通道，这样无数的感官信息就无法继续被加工了。只有在特殊情况下，这个瓣膜才会被打开，然后理智开始发挥作用，思索起被感知的事物了。比如像这样："今年收获得可真早啊，之前天气还很干燥。这会是个好收成吗？"这些思考随后就会被记忆接收。

令人惊讶的是，尽管我们的很多想法不被保存，但在理智和记忆之间并不存在这样的闸门。但也许艾尔伯图斯·麦格努斯与众不同，他属于那种过目不忘的人。这种能力可能是一个诅咒，尤其表现在描述这种情形的疾病术语"超忆综合征"上。我们并不知道艾尔伯图斯·麦格努斯是不是超忆症患者。无论如何，他对于蚓部存在于第一脑室后面的猜测并不是基于解剖实验，而是源于纯粹的精神活动。

在当代大脑研究中，丘脑被认为是一种蚓部。它形成了通往意识的门户，并将感官输入分为两种：传递到大脑皮层的输入和不被意识结构加工的输入。任何不进入大脑皮层的信息，我们都意识不到。就这点而言，大脑中确实存在着深层的基础结构，它们决定着，什么进入意识，什么不能。

经院哲学家们① 并不关心"动物精神"在每一个脑室中赋予功能的

---

① 经院哲学是与宗教相结合的哲学思想，形成和发展于教会力量占绝对统治地位的中世纪。托马斯·冯·阿奎纳是其代表人物。——译者注

具体运作方式。他们使用着亚里士多德和盖伦的认识成果，本着早期基督教蔑视身体的精神，避免亲自在身体上进行实证研究。所以以想象和推测为技巧的比喻主导着学术界。在中世纪中期，酿酒盛行。炼金术士为了生产黄金所做的不懈努力不仅捎带了陶瓷的发明，还极大地推动了实验器具的创新。大约从 1100 年开始，人们通过沸腾和冷却过程的巧妙结合，才成功地把沸点为 78.37 摄氏度的酒精从 100 摄氏度才开始汽化的水中分离出来。佛罗伦萨的医生和学者塔迪奥·奥尔德罗蒂（Taddeo Alderotti，1215/1223－1295/1303）所著的《关于生命之水的美德》讲述了酒精饮料的生产和功效，表明饮用高度酒在他那个时代早就已经成为日常。

在技术转化过程中，"动物精神"在脑室运作，就像酒精只有在蒸馏过程中才能获得越来越高的纯度一样，"动物精神"只有从那些与身体世界关联最密切的感官知觉中才能净化出来，并且当大脑从事以理解或记忆为形式的更高级的活动时，位于第一脑室后面的瓣膜才会相应地开启。因此，除了亚里士多德和盖伦之外，柏拉图和他的不朽灵魂在与身体接触时会被污染的观点，在中世纪对于大脑的模糊猜想中也发挥着作用。

然而，知识的传播在医学实践中并不总是一片坦途。例如，在神经末梢的问题上，亚里士多德和盖伦的看法就是相互对立的。亚里士多德认为心脏是人体的中枢器官，因此他认为神经也集中在这里。希罗菲卢斯已经用经验证据反驳了这种观点，盖伦也不是一星半点地怀疑亚里士多德的猜想是错误的。同样的，还有心脏比大脑更占优势的问题。那怎么办呢？由于在中世纪完全不能进行解剖研究，人们选取了另一种策略，即中世纪的通用惯例——进行无尽的解读。人们会对一个问题进行穷追不舍的讨论，直到它从某种意义上来说不存在了。比如那位详细论述了酒精的塔迪奥·奥尔德罗蒂，就是以这样的方式讨论了一个变化过程中的主要导火索和根本原因之间的区别。在他看来，心脏属于后者。因此"神经起源于心脏，而在大脑中，它们就成了感觉和运动的极佳传播者"[18]。在这种背景下，解剖学家蒙迪诺·德·卢齐（Mondino D'e Luzzi，1275—1326）应该因其明确的立场受到赞誉，他说："很显然亚里士多德的学说是医学上出现重大错误的根本原因，所以我们应当给予盖伦更多的肯定。"[19]最后，正是本着这种精神，圣方济会修士威廉·冯·奥卡姆（Wilhelm von Ockham，1286—1347年）发出戒令，从而结束了这种无休止的辩论，他呼吁从根本上去除争论中多余的一切，只承认确实存在的东西。这就像一把剃刀应用于思考。

　　这个新配件[①]不仅剃秃了经院哲学，更为现代科学思维剃平了道路。直到今天，"奥卡姆剃刀"（已经成为一个专业的科学术语）仍然在理论的取舍上发挥着作用：在处于竞争地位的多个解释模型中，永远选择相对简单的那一个。但是，这种方法也一再被证实并不利于阐述棘手的问题。

　　"奥卡姆剃刀"在中世纪晚期显然并不是无往不利的，它甚至导致脑室学说所确定的脑室数目急剧增长。在一本1441年的大开本古书

---

① 即上文喻指的剃刀。——译者注

中发现了一张图，图上可以看到大脑中画了十个脑室，它们全都向下延伸到前额区域。每一个脑室都被分配了一个特定的功能，从"常识幻想"经由"思考或想象力""思考或记忆力"到"判断力""综合力"，最后到"随机动机"（拉丁文：secundum locum motiva）。值得注意的是，对脑室系统的这种区分清晰地表明了一种将自我感知的许多方面归因于大脑的需求。头盖骨下的这个器官变得越来越重要，现在是时候对它进行系统的研究了。

世界如书

* * *

用自然科学的方式分析世界的发令枪，既不是在物理学领域也不是在哲学领域打响的。"你看到什么，就成为什么。"现代传播学之父、加拿大哲学家赫伯特·马歇尔·麦克卢汉（Herbert Marshall McLuhan，1911—1980）如是说。他认为各个时代的主流媒体决定着当时的文化、社会和认识论特征。根据麦克卢汉的观点，我们可以提出一个问题，那就是 15 世纪下半期的欧洲人民越来越多看到的是什么？字母！他们看到的是字母。

大约 1450 年，约翰内斯·谷登堡（Johannes Gutenberg，1400—1468）发明了活字印刷术。尽管在此之前，人们已经开始用图章在织物和纸张上印刷，甚至也出现了金属刻版本；但谷登堡想法的新颖之处在于：以单独的金属字模组成印刷模板。这就要求每一个字母在大小上都必须完全一致。谷登堡的发明为书籍的批量复制带来了难以置信的合理化进程。在这之前，绝大部分的书籍都是在修道院的写字间通过手抄完成的。在那里，要想完全复制一部圣经，需要耗费一个抄写员大约三年的时间。而在同样的时间里，谷登堡可以印刷将近两百份。由此开始了通过统一印刷代替手抄的过程，这对于媒体理论具有极为深远的意义。在这之后，不仅出现了大量的书籍，更重要的是，所有的书都是一模一样的。当人们翻阅这些书本时，映入眼帘的就是规范性。印刷品由均等的标准尺寸的统一单位（字模）组成标准页面，再由标准页面组成标准篇章，最后形成标准化书籍。

活字印刷把这种起初体现在外在形式上的原则扩展到了内容上。麦克卢汉把他的这种想法概括为"媒介即讯息。"印刷书籍倾向于将它们所描述的内容分解为格式相同的单位，而旧式开本是由连续的文本或图像形式的书写体系构成。这也意味着，世界从此时开始被分类，被分析，被配以数字、索引和规范化标题。在谷登堡的时代，世界被视为一本书，而现实为媒体的形成敞开了大门。因此，活字印刷使得人们将世界按照字母的形式分解为最小的部分，然后按照书籍的形式重新组合起来。可见的一切都被分类、被分析并且可以重复，就像书籍的下一个版次一样。排版印刷的原理驾驭一切。

距离意大利数学家、物理学家和哲学家伽利略·伽利雷（Galileo Galilei，1564—1642）开始他的自然数学化项目之前，刚刚过了一个时代。自然现象被赋予标题，比如万有引力定律，人类借此推动了世界的原子化。依据排版印刷的原理，多样性被强制纳入一个标准尺寸。

书籍印刷以这样的形式为测量世界设定了条件，并且为新时代赋予了主题。从这时起，准确性比大胆的推测更有效，法则比模糊的想法更重要，对实践的需求远远大于对存在的整体思考。

这种新时代的视角同样为大脑研究提供了新的方向。实验的时代到来了，每一种理论的接受都要尽快被检验。很快，没有什么是不能被测量的了。脑室中可疑物质的性质当然也要被探究一番。如果"动物精神"能够完成人类能做到的所有奇迹，那它也应该在实验条件下给出证明。最终证实，大脑的各脑室里只有水，并不存在流淌于净化和蒸馏阶段的生命精神。这立即揭示了一个时代的另一面，即由自然科学设定前进的节奏。世界的神秘色彩幻灭，使得人类一次又一次地面对虚无，而那些深思熟虑而来的理论经过一次实验就破碎了。这种现象在今天依然存在。

如何注蜡于脑

* * *

意大利的莱奥纳尔多·达·芬奇（Leonardo da Vinci，1452—1519）完美地代表了文艺复兴的开端[①]。他大约和谷登堡处于同一时代，因此还没有受到后者突破性发明的影响。中世纪造成的苦难唤起了人们对古希腊罗马时期关于美和对称的理想典范的认同。达·芬奇在绘画中表

[①] 达·芬奇是文艺复兴早期的杰出代表之一，其特点尤为突出，并不是说文艺复兴由他而始。——译者注

现出对细节的极大兴趣，一如在其他所有艺术和科学领域。人体的外观不足以让他将其呈现于画布。为了更好地塑造表面，他必须要向内里钻研（就像在运用他所发明的晕涂法时，他以最细薄的涂层叠加涂抹，以便营造出特殊的色彩和空间效果）。[20] 他最为真实地实践了这一点。史料表明他解剖过 30 具尸体，还特意挑选了女人、男人和孩子的尸体，以便研究皮下结构的不同形式和不同发展阶段。如果最初是作为画家在关注肌肉、肌腱和器官的切口，那么慢慢觉醒的却是作为解剖学家的兴趣。当着名医们的面施行解剖的全才达·芬奇很快就研发出解剖尸体的新方法，他将标本精确地临摹下来，并且配上相应的注释。这些研究的大部分都遗失了。这样一来，那个被很多保险公司印到医疗卡上的维特鲁威人，大概就是他最著名的解剖学速写了。在这张图上，人体与圆形和正方形联系在一起，并以此寻找比例，这也同时使得画家达·芬奇永垂不朽。

这位艺术家被他原始的兴趣推动着以科学家的身份走出了多远，可以从他的大脑研究中看出来。即便是对视觉艺术的技艺知之甚少的人也能想象得到，精确了解肌肉部位对塑造人体是多么地具有启发性。然而深入地研究大脑，对面部绘画有什么用处呢？解剖学家达·芬奇在这个领域也证明了自己是无比机智和极富想象力的。他将脑室作为模型，并且从一个小洞用蜡把它灌满。"在记忆脑室上凿一个洞，用注射器把融化的蜡从这里注满三个脑室"[21]，等到蜡完全凝固之后就得到了一个精准的头骨模型。接着，他只需要去掉那个像极了核桃的部件，人们以为，这是用来给脑室提供养料的。"然后取出大脑，你会看到三个脑室的确切形状。但是在这之前需要在气孔中插入细管，以便脑室内的气体逸出，给蜡腾出空间"。[22]

达·芬奇制作标本的技术有多精湛，离当时流行的关于脑室功能和工作原理的猜想就有多接近。这简直出人意料。人类历经一千多年，到了这时才由达·芬奇又一再次拿起手术刀靠近脑室。当从细管中跑出来的不是空气而是水的时候，他难道不会惊讶吗？这种与普纽玛学说不相符的现象难道没有让他绞尽脑汁，继而对依然占据统治地位的这一经院学说做进一步的检验，并且本着审视的精神对它一探究竟吗？但也有可能没有任何东西从管中流出来，因为滚烫的蜡不仅会挤走水分，也会损伤脑室，使液体扩散到周围的组织中去。或许达·芬奇会把这种没有液体流出的现象解读为逸出了空气。或许他根本没注意到这一点，因为他正全神贯注地忙于注蜡。又或许，这种可能也是可以理解的，他在这件事上并没有以千年一遇的天才身份出现，他看到了水从管中冒出，但是刻意忽略了，因为不被允许的事情就不会存在。

达·芬奇本可以在脑解剖研究领域指出又一个与通用学说相左之处。如果他所用的标本质量过硬——从他的速写来看这点是毋庸置疑的——那他肯定看到了，脑室的数量不是三个，而是四个。但是他却认定，大脑内部的三个脑室分别执行感知、理性（普通感官）和记忆的认知功能："周围的事物将情景发送给各感官，由感官传递给感知器官，感知器官又把它们传向普通感官，普通感官再将其铭刻于记忆，并在这里根据被传感物体的意义和作用力大小而或多或少地保存下来。"[23]

令人惊讶的是，达·芬奇并没有提及第四个脑室。同样，他也没有记录蚓部的缺失，也就是大脑中那个调控一边的感知和另一边的理性与记忆之间信息交换的瓣膜。我们不妨这样猜测：达·芬奇对解剖尸体的原始艺术兴趣远远超过了他对于科学的好奇心。这种好奇心也转向了其他领域：奇妙的飞行器、大胆的桥梁结构、富有想象力的潜艇、新型排水方式、各种各样的战争设备、精巧的齿轮构造、植物学、几何学、水文地理学和天文学。对于达·芬奇来说，有如此之多的事物等着他去发现和发明，相比之下，在大脑这个领域，"古代研究者"[24] 已经解锁了值得了解的一切。

关于人体的构造

* * *

佛兰德斯医生安德雷亚斯·维萨里（Andreas Vesalius，1514—1564）对脑室学说持怀疑态度。在他这里，人们已经发现了新的进展，这是媒介——书为思考和感知带来的灵感。维萨里是第一个能既系统又专注细节地进行人体解剖的人。他在其中切实地感受到类似于书籍印刷的合理性，即为了重新组合而将整体拆成单个的部分。维萨里将尸体层层剥离，然后拼成一个人体骨架。在鲁汶（佛兰德斯）求学期间，他还偷偷解剖死刑犯的尸体。时代的精神终于发生了变化，到了1540年，时任博洛尼亚大学医学教授的维萨里已经可以公开进行解剖了，甚至是在教堂里。他的一场特别安排的解剖表演吸引了数百人参观，其中既包括医学生，也包括看热闹的群众。除了人体骨骼，维萨里还研究单个的肌肉束，描述它们的位置并且解释它们与肌腱合作的方式；而他最终决定对单个器官进行研究。在这个过程中，他一次又一次地对盖伦的观点提出异议，而盖伦那些已拥有 1500 年历史并奠定了人体构造基础的理论在当时依然被奉为真理，尽管这位罗马先师从未见过人体内里，其知识都只是通过解剖动物推演到人而获得的。维萨里指出了盖伦的两百多处错误，最后将自己对人体的丰富知识归纳进《人体的构造》一书当中，这部著作使他成为近代解剖学的奠基人。

在这七卷书的最后一卷中，他致力于讲述大脑和感觉器官。他对大脑的研究格外认真仔细，并以极其精湛的技术跻身于万圣之圣的地位。他成功地在耳朵稍上方的黄金位置对头颅进行了水平切割，这样组织既没有损伤，脑室的构造又能清晰地展现在他面前。维萨里以科学研究者的敏锐目光观察脑室。他首先数了一下：上方有两个脑室。它们成对地向两边延伸并且向下形成一个半圆。每一侧的两个角状物中，一个终止于周围的组织中，另一个将位于大脑正中的第三个脑室围住。当维萨里朝着颈部的方向继续观察脑室系统时，他发现还有一个脑室，这也就发现了另一个盖伦对大脑研究的致命错误。大脑中的脑室不是三个，而是四个！

对此，早期基督教神学家们可能会说些什么呢？在盛放不朽灵魂的人脑容器里也能找到三个精神脑室，这和他们三位一体的概念配合得简直天衣无缝。经院哲学家们可能会按惯例宣布这种现象的消亡。与维萨里不同，他们不用承受经验主义的压力；而就不同的感官过程而言，他们可能会声称，第一脑室的分裂是必要的。这样，人们可以继续认为大脑一共有三个脑室，分别负责感知、理性和记忆，就像艾尔伯图斯·麦格努斯所写的那样。

然而还有更糟糕的事。维萨里对"动物精神"毫无敬意，还着手研究脑室里的内容物。他在脑室里只发现了水，而这些水里既没有普纽玛的迹象，也没有其他能完成精神奇迹的物质。维萨里还不清楚更高级的精神能力如何在脑室中游走。在他看来，构成其他脑组织的这些精细螺旋更像是灵魂和精神的栖息地。然而，在哪里可以找到智力，这并不是一位解剖学家需要面对的问题。解剖学家所要做的只是将他的发现系统化。这位解剖学家在驴和牛的身上也同样发现了错综复杂的脑部结构，在他看来，这就足以说明问题了。作为上述问题的接收者，维萨里形成了自己的哲学，即他的工作是关于身体的，而不是关于精神的。

法国天文学家约翰内斯·费尔尼留斯（Johannes Fernelius，1497—1558）对"动物精神"究竟如何在大脑和身体中运动这个问题进行了研究。除了星体，他还研究身体知识，并引入了"生理学"这一概念。"动物精神"对他来说当然是"灵魂的主要工具"。当大脑运动时，这种万能物质被激发到体内循环中去。也就是说，大脑是"有能力主动收缩和扩张"的。[25]"动物精神"在这种机制的作用下，在身体内有节奏地流淌。如果大脑像海绵一样收缩时，运动的物质就会被推进神经中，直到到达感知器官。大脑扩张时，就会把"动物精神"吸进去。在这个过程中，豌豆大小的松果体发挥着决定性的作用，同时它也担负着阐明大脑运动过程的重要使命——在大脑的收缩和扩张过程中，松果体承担着"和心脏瓣膜相似"的功能。在大脑扩张阶段，形成于肝脏的"自然精神"通过心脏的热量转化为"活力精神"。每当"活力精神"和少许空气一起渗入第四脑室时，松果体封锁住从第四脑室到第三脑室的通道，这样"动物精神"才得以生成。在大脑收缩阶段，"松果体升高，从而开启从第三脑室到第四脑室的通道"。这种精神的生命灵药通过空气的积聚达到"空灵"的聚合状态，它只能形成于第三脑室，并从那里涌入第四脑室，通过神经控制肌肉运动，将相应的信息从身体传递到大脑。

拥有神圣灵魂的身体机器

* * *

正如维萨里所要求的，后来确实由一位哲学家为精神在大脑中指定了位置。勒内·笛卡尔（René Descartes，1569—1650）为认识世界的新概念赋予理论依据，而伽利略则是将其写进公式。活字印刷为事物的分类设定了基调，以显示是什么将世界的核心维系在一起。谷登堡的发明对人类意识的进化具有突破性的重要意义。当人类在大约一万两千年前定居下来并开始农耕时，神话意识随之发展，而现在它正被理性意识所替代。就像文化研究者琴恩·盖保瑟（Jean Gebser，1905—1973）所分析的那样，如果说神话世界是围绕着时间意识发展而来的，以及内心世界赢得作为体验空间的地位，那么理性意识就发展出了有自我意识的自我。[26] 主体是与外部世界相对应的，于是客体的概念出现了。世界被计算、测量和归类，从行星系统到海洋、陆地再到大脑。这种变革体现在兴起于神话意识的基督教会与象征着理性的自然科学的对抗中。伽利略成了这个历史转折期的牺牲品。他落入了宗教裁判所的手里，1633 年他不得不宣布自己的科学认识无效才免于一死。

教会终究无法阻止意识的变革，尽管笛卡尔在听闻了对这位伟大的意大利自然科学家的审判之后，考虑"烧掉所有的论文"[27]并且中断他的工作；但最终他还是继续研究并设计出了第一个科学认识论，这是他在著作《关于正确使用理性和科学研究的方法》中写下的。他在书中告诫人们，要在当下和将来认识到人类的认识能力也有它的边界。他认为一切物质实体原则上都是可识别的。相反，如果人类的精神（才智）想要飞跃到纯理论的高度去解释神秘力量、预测未来，或者把天体运行和人类的感觉世界相关联时，这就不好办了。笛卡尔以旁观者清的眼光看待伽利略的卓越见解，并向自己提出这样的问题：人类的理性迟早会发现物质世界的法则，那么这个物质世界的法则存在于哪里呢？所有物体的共同点是什么？究竟是基于哪个属性，物体会被描述为静止（运动的对立面）？笛卡尔认为有形客观世界的决定性标准在于具有广延性①。所有物质的共同特征在于它以三维延伸的形式存在。他将其命名为"广延实体"（拉丁文：res extensa），即"延伸的"东西或物体。

① 广延性具体表现为事物的存在和发展总要向上下、前后、左右几个方向延伸，具有一定的形态或体积，占据一定的位置。——译者注

笛卡尔认为物质实体的对立物形成精神的、灵魂的世界，显然这个精神的世界完全不具有明确的空间上的广延性。思想是无法被定位的，它无处不在又无所在。当人们借助语言将思想表达出来时，就会发现，说出的是语言，而非思想本身。这涉及一个转化过程，在这个过程中，最关键的时刻会随着内心的体验、思考的感觉而消失。笛卡尔对一种状态的存在和对物质的外延性一样确信无疑，这种状态我们都知道，也就是"我思"（拉丁文：cogito）。即使这个世界是由上帝创立的，他以迷惑欺骗我们、误导我们的思想为乐，在不可否认的思想体验中也应该有我们存在的证明：我思，故我在！无关乎思想的深度和厚重度，我的存在是思想所赋予的。就这样，笛卡尔勾画出了现有世界的第二个存在——"思维实体"（拉丁文：res cogitans），即思考的物质。它具有神圣的起源，所以我们无法理解其复杂性。

根据笛卡尔的观点，"广延实体"，即物质的、延伸的世界，在原则上可以完全被认知。在他看来，"广延实体"就像一台机器，其原理从根本上不构成认知障碍。仔细琢磨一下，就连人体也像机器一样在运转，只不过是一台构思特别精巧又极其高效的机器，"我可以想象，人体不过是地球上的一种机器"。[28]笛卡尔坚信，人体机器应该可以被解释得像钟表装置一样精确。他没有使用前辈们的小把戏，他们反复使用诸如"脉冲生成力"一类的无法描述的能力。

机械学在17世纪得到了蓬勃发展，这也构成了笛卡尔理解世界的模型。笛卡尔亲自设计过几款机器设备，其中有一个打磨凸透镜和凹透镜的精密磨床。他打算用它来造一个望远镜，从而可以"观察月球上的动物，如果有的话"。[29] 然而，他终究没有搞清楚，月球上是否存在着动物，甚或人类，因为他的设计没有被付诸实施。法国机械大师让·费里尔拒绝铸造这台磨床，因为他的订单已经爆满了。

在人体这个问题上，情况恰好相反：人们不必先去组装这台机器，因为这台机器已经存在了。但是这里还有一个小问题，这是笛卡尔的女学生普法尔茨的丽莎洛特① 引发他注意的。在一个美丽的巴黎春日，在正确地重复了她的老师关于"思维实体"和"广延实体"的理论之后，丽莎洛特问笛卡尔，这两种实体怎么实现相互作用的呢？按理说，这两种实体本质上恰恰是互相分离且彼此独立的，也就是说二者毫无关联地存在着。显然，被深爱着的笛卡尔对于这位美丽公主的提问"还没有找到明确的答案"。[30] 然而，他十分感激这位学生时不时能引发他的思考，于是在 1646 年专门为她写了一本供私人使用的书《论灵魂的激情》。在朋友们的催促之下，他在三年后才将这本书付梓，并且给出版商寄去两封信，明确地表明了自己深切的用意："这本手稿是为一位公主而写，她的思想卓尔不群，她能轻易理解在我们这些学者看来都很难的问题。"[31]

对于"思维实体"和"广延实体"相互作用的问题仍然要有个交代！笛卡尔知道一个地方，在这里本来不可能相遇的两个独立实体有可能会合。在人体内，"思维实体"和"广延实体"显然是相互影响的，因为人可以借助思维的力量引起四肢的运动；反过来，"广延实体"

---

① 来自德国普法尔茨的公主。——译者注

也能触发广泛的精神感受，比如疼痛或欲望。

于是，笛卡尔也走上了解剖之路。他跑去观察动物屠宰，并让人把某些躯体部位送到家，以便他慢慢解剖。他多次参加过人体解剖。在这个过程中，他尤其关注的是大脑。在寻找肉体和灵魂有可能相互作用的地方时，笛卡尔遵循自己为自然研究所建立的直觉和演绎的方法。他将直觉理解为经验显而易见的那个时刻，一种留心的领会，其影响是之后再无怀疑，用一个词来概括就是：尤里卡！[①] 而演绎是科学家们从"必然熟悉的其他事物"[32]中得出结论的方法。

笛卡尔研究人类大脑，观察脑室、大脑、小脑、两个大脑半球之间的桥梁和大脑半球上的大量脑沟回。在这个研究基础上，他得出这样的结论：神圣的灵魂只能作为统一体存在。因为作为"思维实体"，它没有广延性，也恰恰以此区别于与之相对的"广延实体"。如果大脑中有一个地方是属于灵魂的，那这个地方一定是独一无二的。于是，笛卡尔在大脑中寻找具有唯一性的组织结构，这大大缩小了选择范围。脑室不予考虑为灵魂器官，因为众所周知脑室有四个。对于笛卡尔来说，它们只是"动物精神"的储存容器。两个一模一样的大脑半球也不可能容纳灵魂。那还剩下什么呢？当笛卡尔再往下寻找，发现了一个约莫豌豆大小的东西时，他一下子就恍然大悟了。形似瑞士五叶松的松果，它位于大脑下方的脑室系统中间。大脑中只有这一个松果体。所

[①] 尤里卡（古希腊语：Heureka），词义为"我发现了"，用以表达发现某件事物、真相时的感叹词。据传是古希腊学者阿基米德发现浮力定律时的呼喊。——译者注

以毫无疑问，这一定就是灵魂和肉体交接的地方。笛卡尔对此深为笃定，因而也不再进行深入研究了，并且立刻开始思考那个让他的学生普法尔茨的丽莎洛特疑惑不解的问题：松果体是如何实现"思维实体"和"广延实体"的相互作用的？"灵魂的一切活动以这样的方式促成：它想要实现什么时，就促使和它紧密相关的小小脑腺以达到这种效果所需要的方式运动"。[33]（在现代大脑研究中，松果体也被称为脑上体，并且被降级为生成荷尔蒙的中心。它通过在夜间产生褪黑素来调节"睡眠—清醒"的生物钟。）

笛卡尔忠实于他那个时代的技术标准，也严格按照机械学来解释松果体的工作方式。他认为整个人体遍布着神经，这些中空的小管在大脑中汇聚成一个网络。神经中流淌着"动物精神"，就像从葡萄中压榨出珍贵的汁液一样，它从血管中被挤压出来，并且汇聚到脑室里。松果体伸入脑室，它是精密神经网的核心，那些灵活的、蛛网状神经结构都向它看齐。一旦一个行为在"思维实体"中被构思出来，松果体就向松果结构的某个特定位置拨付生命精神，活动的神经网就按照机械学的杠杆原理向这个位置靠拢过来汲取生命灵剂。

在那个时代，艺术喷泉在公爵和王室庭院中盛极一时，笛卡尔从中找到了对神经系统整体协作原理的新比喻："事实上，你完全可以把我描述的身体机器中的神经类比为喷泉装置里的管道；人体的肌肉和肌腱就像各种能让喷泉动起来的装置和传动器；'动物精神'是喷泉运载的水，心脏是它的源泉，而脑室对它进行分配。"[34]

"动物精神"从大脑出发，流经身体的管道系统，并在各个预定位置引发肌肉收缩。在这一点上，笛卡尔也保持了一贯的机械学思考，他以气压原理解释肌肉收缩，尽管在笛卡尔去世几年之后，奥托·冯·居里克（Otto von Guericke，1602—1686）才在雷根斯堡的市集广场做了一场轰动一时的实验。实验中，他抽走合在一起的两个半球之间的空气，之后用 16 匹马来拉，也没能将它们再次分开。但其实反向的效果早已经以空气泵的形式为人所知了。将人体描述成机器的笛卡尔再度成为技术楷模。他认为，"动物精神"流经神经管道，终止于肌肉，并在那里导致肌肉膨胀。就像往气球中充气一样，使肌肉体积变大，并且越来越硬，直到最终被完全收缩。

对于反向的过程，即不容置疑的"广延实体"对"思维实体"的作用，笛卡尔也认为松果体是那个中央控制机构。所有的知觉现象都属于这个范畴，可以按照相同的机械原理来解释。当眼睛看到一个物体，相应的光线触及眼睛并扩张神经末梢。物体被扫描并以微缩形式投射到眼底，那里连接着神经管道。在另一端，神经通过一种未被进一步描述的方式相应地扩张，将所见物体的图像传递到大脑。灵魂器官感觉到神经网中发生的变化，这些变化被记录到"松果体表面的'动物精神'里，这里便是想象力的所在。当天赋的理性灵魂因为与人体机器结合而想象或感觉任何一个目标时，它直接感受到的就是仅仅存在于那里的想象、图像和形状"。[35]

在这一点上，浮现在笛卡尔脑海中的也是一种技术器械。在那个时代有一种用来把图案印到面料上的网孔印版，笛卡尔就是借助这个器具来解释所感物体的图像刻画。眼睛里显现的图像就好比是用来复制图案的印版，可以在大脑中被影印出来。笛卡尔充分利用这种技术过程来解释记忆的出现：这就像是用网孔印版又在脑室的墙上印上了一个复印件，而由松果体激发的"动物精神"又可以随时将这个图案撤销。

德国大脑研究专家兰道夫·门策尔（Randolf Menzel，生于1940年）提请我们注意这样一个事实：今天我们对记忆内容存储的设想和笛卡尔的想法只有非常细微的区别。只需要把印版上的网眼理解成神经元网络中的神经突起，"余下的就是相同的设想了，根据这个设想，记忆内容以改变印版上神经突起（网孔）的形式被存储在一个有序的、可定位的神经元网络中"。[36]

精神如何触动琴键

* * *

在被烫伤或受伤时，我们究竟为什么会反射性地缩回手呢？就连这一点，笛卡尔也能从机械学方面做出解释："动物精神"不是在每一个感觉出现时都重新生成，其中的一部分早就存在于神经管道中了；被烫伤时，这个刺激马上就被传递到松果体，"就好像人在一眨眼的工夫拉动绳子的一端就敲响了挂在另一端的钟"。[37]

至此，在阐述大脑的运作过程这方面，笛卡尔摒弃了一直流行到中世纪中期的古罗马水井的比喻。"动物精神"缓缓地从一个容器流淌到另一个，这并不能贴切地解释动作的迅速执行或感知过程的即时性。在这一点上，笛卡尔更喜欢用建造得既奢华又精确的管风琴做比喻。管风琴表达了17世纪的人们对精确调校的机械构造和空气力量的偏爱。这种乐器是综合性的艺术品，可以在大教堂产生无与伦比的美妙乐声。总而言之，管风琴非常适合用来形象化说明大脑的运作过程。

首先要说的是压缩空气的送风设施。在笛卡尔的时代，这项工作由风箱踩踏者操作部分大型风箱完成。根据管风琴的大小，需要多达12个年轻小伙子大力踩踏，管风琴师才能演奏。就像送风设施产生空气一样，心脏产生"动物精神"，并将它通过动脉随时提供给由松果体控制的脑室系统使用。在这一点上，笛卡尔与盖伦意见相左，盖伦认为心脏生产"活力精神"，而"动物精神"只在大脑产生。最根本的差别是，他将盖伦对三种精神所做的区分简化为"动物精神"这一种。这种生命精神沿着错综复杂的路径流经神经管道，就像空气通过管风琴的软管流入储气箱，储气箱上竖立着音管。管风琴师操作轨杆机①，按下一个琴键，打开与之对应的音栓，空气涌入音管，一个乐音就弹奏出来了。在笛卡尔看来，这个过程就好比由松果体激发而在脑室系统进行的运作过程。代表人类自由意志的管风琴师按下琴键触发乐音，就如同人类灵魂借助松果体这个控制系统触发人体相应的行为。对于与之相反的感觉路径，也就是松果体接收感官信息的过程，笛卡尔却无法用管风琴的技术模型加以解释。因此，他满足于用来解释"思维实体"控制"广延实体"的动力系统。像管风琴奏出的音乐一

---

① 管风琴的控制系统。——译者注

样，我们的行为也可以是极其多样而和谐的。

就这样，笛卡尔为大脑功能找到了一个比喻，完结了他一贯使用机械学原理解释"人类—机器"的项目。构造巧妙的管风琴有着很快的反应速度，这使他能够充分利用这个器械的整体精湛技艺。然而，他选择的这个喻体具有极大的单向性，因而留下了很多悬而未决的问题：松果体通过何种方式调控肉体与灵魂的协作？心脏是怎么生成"动物精神"的？而更重要的是：这种可疑的生命灵剂到底是哪种物态？是液体、气体，还是二者兼具？一方面，神经管道看上去过于细小，无法输送液体。相反，气体倒是可以解释笛卡尔所假定的使肌肉膨胀的现象。但是，气体又怎么能产生与拴了铃铛的绳索的传动装置相同的效果呢？另一方面，在中世纪占据统治地位的神话意识是宁可不去过分关注这些问题的；可是正在兴起的理性意识，却并不满足于在自然的神秘中发现神的伟大。现在正需要解开谜团。

实验者们登场了。意大利医生乔瓦尼·博雷利（Giovanni Borelli，1608—1679）淹死了各种实验动物。它们在水里垂死挣扎，绷紧肌肉。这正是实验者所希望看到的。按照笛卡尔的理论，"动物精神"会聚集到收紧的肌肉里。这个时候博雷利就剖开还被困在水下的动物的肌肉。尽管他多次重复这个实验，但是气泡一次也没从水里冒出过。结论显而易见："动物精神"并非气态。

荷兰医学家简·施旺麦丹（Jan Swammerdam，1637—1680）采取的行动更精细一些。他想用实验的方式检验，肌肉收缩是否像笛卡尔所说的那样，按照风箱原理实现。如果肌肉收紧是通过大脑驱动的"动物精神"填充进去而实现的，那么肌肉收缩时，其体积就应该变大，就像气球一样。施旺麦丹发现用银丝触碰被切除下来的青蛙腿上的神经，可以刺激到断肢。于是，他让人做了一个玻璃管，把蛙腿放在里面，将玻璃管的底部用密封圈封死，再把一根银丝穿过密封圈伸进玻璃管内；在管子顶端，插入一根毛细管，并在里面滴入了一滴水。这时，一个完全封闭的系统就形成了。如果他现在借助银丝使蛙腿肌肉收缩，按照笛卡尔的观点，毛细管中的这滴水应该向上跳动，因为蛙腿的体积会变大。他想到了，也做到了！肌肉的确像预想的那样收缩了，可是水滴却丝毫未动。因此，施旺麦丹未能证实笛卡尔的理论。

英国解剖学家弗朗西斯·格里森（Francis Glisson，1596/1599—1677）也通过实验反驳了笛卡尔的理论。他让一位男性受试者把胳膊伸进一个玻璃器皿，将开口的一端密封，然后向其中注入水，并且请受试者收缩肌肉。按照笛卡尔的理论，水位应该会上升，而实际上水位不仅没有上升，甚至还有所下降。也就是说，肌肉的收缩应该以其他原理为依据，而非风箱原理。无论如何，风箱原理不足以做出解释。因为博雷利没有找到任何证据证明"动物精神"是气态的，他由此声称，这种生命精神更可能是液态属性。难道说又要回到古罗马水井的原理吗？可是笛卡尔已经论证了这种比喻是荒谬的了。除此之外，苏格兰解剖学家亚历山大·门罗（Alexander Monro，1697—1767）在检查神经横截面时，并没有在神经管道里发现什么可以供任何东西流淌的空腔，无论是液体还是气体。

对神经活动的最后一次纯机械学解释，出人意料地是由英国物理学家艾萨克·牛顿（Isaac Newton，1643—1727）进行的。他提议用震动来解释"动物精神"的传输。然而，即使这个想法也没有给黑暗带来光明。难道必须要与这个被喜爱了 2500 多年的"动物精神"学说完全决裂才能继续前进吗？世界需要一种全新的解释方法。但它应该是什么样的呢？机械的种类以及它们所承载的媒介（空气和水）已经变不出更多的花样了。还有哪种新力量能够触发运动并且记录感觉呢？难道就没有那种能让 20 个人围成一圈，彼此的手一碰到就跳起来的莱顿瓶吗？还是说那仅仅是嘉年华的娱乐项目？

第三章

近代

大脑：电报机，还是地图？

脑室里的下水道

* * *

理性意识在 18 世纪发展得势不可挡。越来越多的研究者摆脱了宗教束缚，走上了只以理性来认识和掌握世界的道路。大自然失去了它的神赋魅力与神秘感，一切现象都只剩下了物质基础，就连创世神话也被质疑了。尽管达尔文的高声呼喊还没有流露出对上帝无所不能的怀疑，研究人员们却在实验室中日渐拓宽着视野。

英国医生和解剖学家威廉·哈维对动物解剖实验中的过度流血现象感到惊奇。当他切开主动脉时，被解剖动物残余的每一次心跳都朝他射出大量的血液。根据到此时已经统治了 1500 年的盖伦学说，血液形成于肝脏。那么，如此大量的红色生命之浆又是怎么在如此短的时间之内被造出来的呢？就算肝脏具有神一样的创造力，那么还有一个更棘手的问题：身体是怎么把这么大量的血液消耗掉，从而避免了肢体肿胀和头部爆炸的？哈维一举解决了上述所有问题，他的观点是："血液在动物体内循环。"[38]

哈维的论点极易被证明，如同荷兰医生扬·德·维尔的实验所示。他强行将一只狗的背部着地，并且保持这个姿势把狗的四肢铐住，然后扎紧其左肢的大腿静脉。当他扎破捆扎处上部[①]的静脉时，只有几滴血流出；扎破捆扎处下部[②]的静脉，情况就完全相反了，那里刚一被刺破，血液就大量喷出。将大腿解绑后，除了之前割开的静脉，其他静脉刺破之后也几乎没有血液流出。[39]这个论证意义重大。静脉中的血液在动脉血液流的驱赶下流回心脏。如果动脉被扎紧，没有血液从此处流过，那么血液回流量也就少了，所以即便刺破静脉，出血量也少之又少。

前几代人本该想得到这种实验安排。无论是从外科手术技巧还是对被试动物的冷漠情感来说，文艺复兴和中世纪时期的很多解剖学家都做得到。但是显然他们更需要具备一种新的精神。

终结的一笔直到这时——理性主导的第一个世纪——才被写下，权威也开始动摇。英国医生和伦敦皇家学会的创始人之一托马斯·威廉斯（Thomas Willis，1621—1675），摧毁了迄今为止令大脑研究停滞不前的两个基础。据他所说，为了比对各种大脑研究得出的结论和成果，他宰杀了"几乎囊括所有动物种类的百牲[③]"。[40]通过这种令人震撼的方式他获得了成功。威廉斯发觉，比起其他任何一种动物，人类的大脑皮层看起来都比例超常。他认为，从公元前3世纪希罗菲卢斯解剖实验以来流行至今的大脑仅仅负责供应任务的观点是荒谬的。难道大脑皮层上的那些几乎无穷尽的大脑沟回不正像新兴手工作坊里物料工

---

① 近心端——译者注

② 远心端——译者注

③古希腊语：Hekaomben，古希腊用于百牲祭的祭祀动物。——译者注

具库的抽屉吗？因此，很可能大脑沟回就像这些抽屉一样，是起保存作用的：抽屉用来存放齿轮和小螺丝，而大脑沟回存储经验。就这样，威廉斯成了第一个比较大脑的解剖学家，他以此观点剥夺了脑室的权力。至于他一直认可存在的"动物精神"，威廉斯则认为它产生于大脑皮层，而且在完成任务之后还会退回这里。受到哈维的启发，威廉斯猜测在大脑中也存在着一个循环，但是这个循环系统并不需要一个像心脏那样有力的肌肉泵。"动物精神"在返回大脑储存柜的抽屉时，也一并带回了各种感官印象。威廉斯认为它们被储存在这里，由此他把记忆从第三脑室迁移至大脑皮层。

为了更彻底地与流行了将近两千年的脑室学说划清界限，这位解剖学家甚至又退了一步，把这些空腔描述为大脑排泄物的下水道，而在他之前那些研究精神的前辈们把这里看作是感知、理性和记忆的居所。然而，威廉斯并不关心脑室如何排空和自洁，他的注意力仅仅在"动物精神"上，认为脑室绝不能再充当它的存储地。在威廉斯看来，使一切成为可能的、有推动力的精神物质应放置在大脑中心，因为在这里它和脊髓连接得最紧密，而脊髓负责传递大脑发出的命令并反过来向大脑传输感官信息。

尽管威廉斯强烈反对传统观念，但是从他对大脑活动的阐释中可以看出，他的思想依然深深植根于前人的思维传统中。很显然，他完全没想过用不同于早期基督教神学家们的方式来区别大脑功能。他接受将大脑功能分为感知、理性和记忆三大类的早期理论，只不过将它们在大脑中的位置做了调整，不再是流行的"脑室说"的从前往后，而是从上至下。威廉斯在对不同动物种类的解剖对比中发现，人类大脑中的白色物质占据了超出正常比例的空间，他偏巧将这种白色大脑物质所在的区域划分给了想象力。这样一来，想象力就紧挨着位于大脑皮层的记忆了。在大脑切片中可以很清楚地看到这种白色物质，因为它和众所周知的大脑皮层灰质细胞形成了鲜明的对比。在大脑的后下方，威廉斯终于在脑干附近找到了一个在人类和动物身上都非常相似的组织。因而，这位比较解剖学家认为，小脑就是掌管感知过程和自主神经功能的地方。

类似的逻辑推理使威廉斯成为笛卡尔的坚定反对者。在对上帝的多样性物种进行广泛解剖的过程中，他发现很多生物都有松果体。如果真按笛卡尔所认为的，松果体负责灵魂和肉体的沟通，那么动物身上拥有这个组织又有什么意义呢？尽管这位坦诚的动物解剖学家承认动物确实有痛感，这个事实在他那种实验方式中也很难被忽视，但是他和他的前辈与后辈们一样，并没有找到任何证据能表明除人类之外的生物具有灵魂。因此，他得出了一个相反的结论：由于所有种类的鱼身上都能找到松果体，因此，松果体不可能是笛卡尔认为的那个人类所特有的灵魂器官。

威廉斯在他的研究过程中还发现，四条腿动物的大脑极其相似。为此这位医生并没有在生物学中而是在《创世纪》[①]中寻找解释，这就使他站在了神话世界和理性世界之间。今天，我们称那些相信《旧约》

---

① 《希伯来圣经》的第一卷。——译者注

中的创世故事的人们为创造论者（creationists）。威廉斯自证了他也是其中的一员，因为他把哺乳动物的大脑相对于鱼类、鸟类更具相似性的原因归结为：四条腿的动物，包括人类，都是由主在同一天创造的。《旧约》说，四条腿的动物在上帝创造了大地的六天之后才见到光明，而鱼类和鸟类早在前一天就充盈大地，繁衍生息。就这样，威廉斯的比较解剖学最终还是停留在了基督教的神话里。

对于德国大脑研究学者汉斯·J. 马克维奇（Hans J. Markowitsch，生于 1949 年）来说，大脑的相似性既是课题也是谜题。对此他描述如下："一个黑猩猩的大脑有五百克，人类大脑刚出生时也是这么多。如果我让学生们辨别，那些第一学期的新生们根本找不出二者的区别。"[41]

把对人类能力研究的关注点从小小的脑室中解放出来并且转移到大脑物质上，威廉斯给予了他的后继者们莫大的鼓励去重视头骨下多种多样的大脑沟回。他向世人展示了大脑的功能和结构是怎么对应的，并以此创立了大脑分区说。从此以后，这个理论在大脑研究中的地位就像沙子从属于沙漠一样。然而，有一个问题威廉斯也答不上来，当然他并不承认。这个问题就是：在那么多的可能性里，灵魂究竟存在于哪里？对于这个问题，他更多地使用了诡辩的烟雾战术，而不是以科学的准确性作答。

威廉斯把灵魂分成躯体灵魂和理性灵魂：前者也为动物所拥有，它们通过躯体灵魂来感觉和控制生命机能；理性灵魂却专属于人类，就其本质而言，它是非物质的，也是不朽的，我们的洞察力和判断力都要取决于它。和前辈笛卡尔一样，威廉斯用这些问题砸了自己的脚，因为非物质的本质特征就是没有居所，那么一定要找到其所在，就好比是把一个方形无缝平铺到一个圆里。威廉斯想到了一个解决办法：他不再去找寻那个大本营，而是翘首盼望着发现不朽灵魂交流的所在。

在寻找与之对应的脑组织时，他也像笛卡尔一样被这样的想法所引导，那就是这种非凡的交流场所必定有一个特征——独一无二。人类大脑的对称构造大大缩小了可选范围。在解剖过程中，左右大脑半球之间的脑梁引起了威廉斯的注意。它位于大脑白质的正中间，大脑白质即威廉斯为想象力（拉丁文：Imaginatio）指定的居所。那么，把不朽灵魂和这个地方联系起来就有道理了，因为它的首要能力是理性能力。威廉斯认为，这个脑梁正是理性和想象力会晤的地点。后者本来就有着难以捉摸的特性，特别适合与非物质灵魂进行交流。因为它较少涉及真实事物，更多的是虚构的，也就是想象出来的事物。

比较解剖学家威廉斯在狗和其他哺乳动物身上同样发现了大脑白质，因此他认为动物也拥有一定程度的想象力，只不过它们缺乏非物质神圣灵魂的理性来对幻象进行归类。这是人脑所特有的，但也不是轻而易举的差事。身体灵魂和理性灵魂的相遇大多数时候都是在争夺领导权。梦的杂乱无章给威廉斯提供了一个很好的例证来说明，当"动物精神"挣脱了理性的束缚而在大脑里四处点火会是什么景象。而且即使在日间意识中，两个灵魂之间的冲突也会产生动荡，表现为情绪波动、头晕甚至瘫痪。

然而，对于这种相互作用的确切机制，威廉斯保持了沉默；他对另外一个问题也同样欠缺答复：如果脑梁是理性灵魂和动物灵魂相遇的唯一地点，那就可以推断狗脑中不存在脑梁；可是，在狗脑中依然可以找到这个所谓的"胼胝体"——连接左右大脑半球的部位。

在现代大脑研究中，胼胝体不再享有特殊地位。美国神经生理学家罗杰·斯佩里（Roger Sperry，1913—1994）甚至在为癫痫患者手术时，切断了左右半脑之间的联系，以阻止电流脉冲在二者之间传导。迄今为止，该方法仍应用于对重症患者的治疗。斯佩里因此于 1981 年获得了诺贝尔奖。然而，据报道，施行脑连合部切开术之后，两个大脑半球会时不时地各自为政。当一位患者被问到职业愿望时，他用左手写出了"赛车手"，而与此同时用右手写出的却是"设计工程师"。

人们从未放弃对灵魂位置的寻找，尽管一直走错路，尽管结果不尽如人意。凭借科学成就被授予贵族称号、晋升骑士阶层的德国解剖学家萨穆埃尔·托马斯·塞梅林（Samuel Thomas Soemmering，1755—1830）所著的《论灵魂的器官》于 1796 年出版了。他在书中做了最后一次努力，再一次讨论了脑室作为灵魂所在地的可能性。这本书是献给伊曼纽尔·康德（Immanuel Kant，1724—1804）的。康德在后记中指出，他原则上不鼓励使用"灵魂所在地"这一术语，因为它只是一个纯粹抽象的概念，"不指明任何真实的空间关系"[42]。实际上这已清楚地表明，研究大脑的努力走进了死胡同。

可怕的实验和生物电

* * *

从柏拉图时代开始，一直进行了两千年的关于大脑和灵魂关系的讨论终究只有一些不同的推理，实则缺乏证据。然而，随着理性意识越来越受关注，与成为科学研究理想的确凿证据相比，哪怕是最令人叹为观止的推测也日渐变得无足轻重了。这样一来，实验科学取得了中心地位，因为成功实验的准确性是无可置疑的。抛却一切认识论和哲学的反对声音不谈，能通过实验被证明的一切都是显而易见的，可以在世界上任何一个地方重复，并且通常可以作为真理而普及。

静电的出现为实验者们开辟了一个全新的活动领域。最迟从 1744 年开始，随着乔格·马提亚斯·玻色的著作《静电的发现及其对诗歌创作的促进》在维滕贝格面世，静电这个概念就在德国被应用起来了。一切可能的物体都可以摩擦起电，这种方式会产生静电电荷，它会让人产生不舒服的感觉，就像一个人穿着毛毡鞋在地毯上走过之后去碰触暖气管或者另外一个人那样。在摩擦产生静电效应的基础上，起电机被制造出来。一方面为了取悦沙龙里的上层社会，另一方面为了娱乐跨年集市上的乌合之众：人们可以用它感受电花，更让大众吃惊的是，还可以用它点燃提前温热的酒精。有一个表演甚至做出了这样的特效，火花不是从起电机的导线上发出的，而是从与之相连的人体发射出来的。这个过程简直太惊人了！

荷兰物理学家彼得·范·穆森布罗克（Pieter van Musschenbroeck, 1692—1761）甚至在他的实验室里制造电火花。当然他的初衷是想要检验一下，能否使水带电。为此，他绞尽脑汁设计出了一台特别的设备。范·穆森布罗克把一根铁棒挂在环上，铁棒的一端连接到起电机上，另一端绑上一根黄铜丝，再将黄铜丝插入他握在手中的水瓶里。这时，他的助手开始操作起电机，而随后发生的事情令这位毫无防备的实验者在给法国同事瑞尼·瑞欧莫（René de Réaumur，1683—1757）的一封信中称，这是一种"从未有过的、很可怕的体验"。事情是这样的，当范·穆森布罗克试图用另一只空着的手从铁棒上引出电火花的时候，"突然我的右手剧烈地颤抖起来，我的整个身体好像被闪电击中。一句话，我当时以为自己要完蛋了"。[43]

莱顿瓶就是这样被发明出来的，它并非得名于实验者所遭受的痛苦，而是由荷兰南部的实验所在地命名的。即使被授予"法国王冠"也绝不愿再承受一次这种打击的范·穆森布罗克不能充分解释当时发生了什么。今天的物理学家或许会这样解释这种现象：湿润的瓶子内壁通过与起电机的连接而带上了电荷；由于起电机的另一极接地的位置正是实验者站立的地方，所以玻璃瓶外壁带上了相反的电荷；而玻璃不传导电流，所以瓶子内外两侧的相反电荷虽然相吸却无法中和。随着助手的操作，起电设备上的球体转动，电压差不断增大；当倒霉的范·穆森布罗克用空着的那只手去抓住铁棒时，他就串联了被玻璃壁隔绝的两个电极；电压差在左右手之间释放，电流穿过心脏。如果他当时没有直接把瓶子拿在手里，而是放在凳子上，就不会发生这样的事情了，那他可能也就发明不了第一台存储电能的仪器了，这台仪器最终被全才本杰明·富兰克林（Benjamin Franklin，1706—1790）——他不仅是作家、自然科学家、出版商和发明家，同时还是美利坚开国三杰之一——命名为电容器。

法国宫廷物理教师兼修道院院长让-安东尼·诺雷（Jean-Antoine Nollet，1700—1770）听说了这个可怕的实验效果后，让人复制了实验，并且称这个装置为莱顿瓶。[44] 这位修道院院长本身也是一位富有激情的实验者。他发现，如果把瓶子的内外壁分别包覆上金属箔，那么实验效果还更猛烈。在一次轰动的表演中，180名皇家护卫队士兵给一个蓄满了电的莱顿瓶放电。要做到这一点，他们必须手拉手。一旦第一位和最后一位士兵拉起手使电路闭合，所有士兵就会同时跳起来。修道院院长诺雷还和卡尔特会修道院的700名修道士进行了同样的实验，对此，这些人认为自己可能经历了一次圣灵附体。

电开始进入各个实验室，包括博洛尼亚解剖学教授路易吉·伽伐尼（Luigi Galvani，1737—1798）的实验室。他的助手掌握了一门高超的技术，可以给青蛙剥皮，暴露出它的脊髓、包裹神经的椎骨，以及通往大腿肌肉的成对坐骨神经。事情就发生在一次给青蛙剥皮的过程中。当这位助手用刚购置的起电机制出电火花时，他的同事正好拿着解剖刀碰触到了青蛙的神经。就在这个时候，青蛙腿抽动了一下。察觉到这个现象的伽伐尼马上预感到，这里刚刚发生了不同寻常的事情。他被"不可思议的激情点燃，准备重复这个实验，并且揭示隐藏其中的奥秘"。[45] 说到做到。伽伐尼无意间发现的这个实验能够可靠地重复进行。如果他用解剖刀接触蛙腿神经时，起电机同时放出电火花，蛙腿肌肉就会像痉挛一样地收缩。毫无疑问，神经对电有反应。但是这个见解并不新鲜。范·穆森布罗克那非自愿的亲身实验已经能够证明，神经对这种新媒介的反应是多么激烈。

也许是联想到了范·穆森布罗克，总之，伽伐尼想到了对这种出乎意料的现象的第一个解释：动物会不会具有莱顿瓶一样的电学属性呢？以往有关于电鳗的报道，其中描述的现象不是和那个发明于荷兰的电容器很相似吗？动物是不是也能储存电，遇到合适的场合再释放呢？或许电鳗的体质尤其适合储电，而其他动物稍微逊色呢？但这个原理能适用于所有的有机体。

但是电是怎么在自然条件下进入身体的呢？伽伐尼在旺盛的激情的驱使下，进行了一系列的实验。他把从青蛙腿上剥离的"神经—肌肉"标本挂在花园里，用长电线相连，然后进行观察。起初什么动静都没有。但是当天气变化，遇到暴风雨来临时，青蛙腿开始抽搐；一旦闪电落下，它就剧烈收缩。所以大气中看来也有电，能给动物莱顿瓶充电。

伽伐尼还观察到了另一个现象。也许是在晴朗的天气里被动等待得太过无聊，他把青蛙脊髓标本上的钩子按到了铁栅栏上，肌肉也抽搐了，尽管空气中显然没电。为了确保没有任何来自天空的力量参与其中，伽伐尼让人取下青蛙标本，带回室内，然后又一次重复了实验。当他把钩子按向铁栅栏时，青蛙腿又一次抽搐了一下。接着，伽伐尼尝试用了各种不同的金属，也看到了肌肉标本是如何或多或少地收缩的。总之反应肯定是有的，而当两种不同金属接触时，反应尤为强烈。

应激模式的相似性该如何解释呢？无论莱顿瓶是否连在其中，也不管是雷雨天还是晴天，只要金属一靠近，青蛙腿就会抽搐。伽伐尼为他的实验进行了一番大胆的阐释：金属能使存在于肌肉中的电能流动。青蛙腿的收缩就是证据。这也意味着，动物确实是活着的莱顿瓶，因为它既可以产生电，又能存储电。

电容器刚刚被发明，就已经成为一种比喻。根据伽伐尼的观点，肌肉的外部带有负电，内部带有正电，神经扮演着起电机中电容器的角色，起电机用于给莱顿瓶充电。当肌肉中充了足够的电时，神经就从大脑中发出脉冲，正负电荷随之平衡，肌肉收缩。就像年度集市上那个壮观实验的参与者所经历的，也像实验室中所发生的。由于身体中的电不是人工制造的，而是自产的、生物性的，因此它和集市及实验室中的电不同，它剂量精准，能够协调身体运动。

如果肌肉对经由神经传导的电能反应如此精准，那么把电看作体内刺激传导的基本要素也是颇有道理的。动物在自发"动物电"的帮助下协调身体运动。那么神经就应该是"这种所谓的电的天然而特有的导体"。[46] 沿着这个思路就能得出进一步的推论，它简直大胆到令人想都不敢想：如果神经系统是在生物电的基础上工作，比如疼痛感通过电流从痛处传到大脑，再如行动的冲动经由电流从大脑传向手指，那么人类就根本不再需要"动物精神"这个设想了。但是，人们能轻易将这个自亚里士多德时期就确立的，时而液态、时而气态、时而液气兼具的，从未被怀疑过其存在性的神经的动因抛诸脑后吗？这个持续了 2500 多年的传统认知会因为电的有迹可循而一夜之间失去它的吸引力吗？一切可归因于"动物精神"的神奇事物从现在起都要由电来完成了。由于同一个事物并不需要两个概念，所以人类应该还是可以安心地放弃"动物精神"这个概念了。

断头台的祝福和斩首电鳗

* * *

然而，放弃"动物精神"激起了反对的呼声。反对倒不是因为要维护传统，更多是出于理性的原因。电的确有可能激起青蛙腿的抽搐，这种全新的力量甚至也的确让700位传道士跳了起来，但是这还远远不能证明神经通道上有电流。伽伐尼只是为神经对电的应激性提供了证据，却不能证明一般情况下神经中有电且持续地流动。对不同的刺激做出反应本来就是神经的特性。如果按压一束神经，或者在它的末端滴几滴硫酸，肌肉也一样会抽动。这样看来，用化学和力学来取代"动物精神"也一样说得通。

意大利物理学家亚历山德罗·安东尼奥·安纳塔西欧·格拉夫·冯·伏特伯爵（Alessandro Antonio Anastasio Graf von Volta，1745—1827）是动物自产电流观点的最强烈抨击者之一。和一年前的伽伐尼一样，伏特用金属物体去碰触青蛙的神经，结果也和伽伐尼的一样，他发现金属的一端一碰到青蛙标本，其肌肉就会抽动。在伽伐尼看来，由于实验中的神经和肌肉之间的电路闭合，动物体内的电得以流动，从而导致了肌肉抽搐。伏特坚决反对这种解释，尤其让他怀疑的一点是：连伽伐尼自己都描述了使用一种或两种不同的金属会获得不同强度的效果；如果真是由于短路导致动物莱顿瓶放电，从而引起肌肉抽搐，那么无论是使用一种还是两种金属，都不该造成差异。对于伏特来说，这个过程恰恰是相反的：应该是受潮的金属而不是动物，产生了电。一旦将金属弧的一端连接神经，另一端连接肌肉，电路就闭合了，从而导致抽搐。"这的确是一种非常微弱的人造电的影响，至于这种电是怎么产生的，人们尚不清楚"。[47]

想象力丰富的实验家伏特同样致力于求证自己对事物的看法，根据所发现的规律，他设计了一套全新的实验装置：他把约莫塔勒钱币大小的一个铜片和一个锌片摞在一起，中间放上一块浸过盐水的纸板，并且在两个金属片上各连接一条金属丝。这时他用两条金属丝抵住伽伐尼当时在实验中用金属棒碰触的那个点，就可以有效地使青蛙腿收缩①。这样一来，动物能自己产生"动物电"的观点就站不住脚了；伏特相信，他已经证明了"在生命体活动的过程中，神经中没有电流"。[48]这样，能产生神奇作用的"动物精神"复辟了，至少在接下来的五十年里都如此。

伏特并没有止步于这个装置结构，他以相同的原理层层排列了多达 50 张金属片，从而构建了一个能提供电能的装置。不同于莱顿瓶只能简单地产生像雷电一样断续突发的电流，这个装置可以产生持续的电流。对此，明确反对"动物电"观点的伏特恰巧是受到了电鳗带电器官的启发，他的装置"比莱顿瓶拥有与电鳗器官更多的相似性"。[49]1801 年他在法国的演示不但震撼了学术界，也惊艳了后来的皇帝拿破

---

① 实际上，伏特是用金属片加盐水纸板的"三明治"结构替换了青蛙坐骨神经。——译者注

仑·波拿巴（Napoleon Bonaparte，1769—1821），他毫不吝啬地向伏特倾洒了"至高的赞美和丰厚的奖赏"。[50] 从那之后，这个装置便被称为伏特堆；再后来，它有了电池这个名称；而它的发明者也获得了一项殊荣，电压单位便是以他的名字命名的。

然而，伏特最终也没有推翻伽伐尼的"动物电"观点。他只能证明，伽伐尼从金属棒碰触青蛙腿导致抽搐而推断出动物能自发产生电流是不正确的。伽伐尼的众多追随者依然认可电流在神经传导过程中的重要性，并基于这种观点进一步进行研究。于 1798 年逝世的伽伐尼本人就把大脑看作人体的发电站。18 世纪末，约瑟夫·伊尼亚斯·吉约丹医生（Joseph Ignaz Guillotin，1738—1814）发明了一种让死刑犯在斩首时免受痛苦的断头机[①]，这为人脑实验提供了大量的材料。在血腥的法国大革命期间，断头机不停运转，为巴黎的伽伐尼研究所源源不断地输送着实验素材："三点差一分斧头在格雷夫广场落下，三点十五分实验就可以开始了。"[51]

如果大脑真的可以产生电并且使其有节奏地在神经通道上流动，从而给器官和四肢传达命令，那么只要给砍下的头颅通上电，就能产生类似的反应。即使没有了被彻底分离的身体，至少被赐死犯人的面部肌肉也会抽搐，可是巴黎的实验毫无进展。1803 年，辛德翰内斯强盗团伙在美因茨被处决。一个由医生和学者组成的委员会解剖了强盗们的大脑，并且将莱顿瓶的两极分别连接在其左右两个大脑半球上。

---

①该机器使死刑的执行更简单、高效和人道。——译者注

在放电的那一瞬间，死者们的面部出现了诡异的表情变化。

可是就连这些实验也证明不了伽伐尼的假设，因为他们最终也只是展示了从青蛙腿实验以来就众所周知的效果：神经对电起反应。为了证明"动物电"的存在，必须能够将神经电流从有机体本身导出。可是当时缺少适合的测量仪和可用的标本。

亚历山大·冯·洪堡（Alexander von Humboldt，1769—1859）在他的南美研究之旅中找寻标本。在家乡时，他就已经用青蛙腿和金属片做过实验，并且找到了一个对电敏感的神经气场。他确认在做这些实验的过程中，清楚地看到了电池的两极哪怕只是靠近神经，神经就已经做出反应了。在委内瑞拉的洛斯亚诺斯，一群印第安人使他注意到了池塘里的电鳗。洪堡的研究热情被点燃了，他必须要抓到几条这种活生生的"带电装置"，探究它们身上的秘密。但是，怎么才能在不对自己造成伤害的前提下，接近这些危险的战利品呢？

在这一点上，印第安人有办法。他们把 30 匹野马赶下水，野马的横冲直撞使鳗鱼陷入骚乱。鳗鱼从淤泥中钻出来，发起进攻，它们涌向入侵者的肚子下方发出电击。马群惊了，纷纷"打着响鼻，鬃毛直竖，呆滞的眼神中满是恐惧"地逃向岸边。[52] 但是岸上站着印第安人，他们拿着长矛和皮鞭又将马群赶回水里。骚动又惊起了更多这种长约 1.5 米、形似水蛇的黑黄相间的鱼。这种地狱般的场景持续了大约 10 分钟，两匹马成了鳗鱼袭击的牺牲品。印第安人的战术还真的奏效了，鳗鱼为了攻击入侵者而耗尽体力，终于被鱼叉捕获。洪堡在胜利的喜悦中抓过一条刚捞出水面的鳗鱼，也立刻为他的鲁莽付出了代价："我不记得曾经在任何一只大莱顿瓶的放电过程中遭受过哪怕一次如此可怕的震颤。整整一天，我都能感受到膝盖和几乎所有关节的剧烈疼痛。"[53]

洪堡立即着手研究这些动物，并且首先确定它们本身对自己的电击不敏感。也就是说，电击无法通过水传导，需要直接与受害者接触。这与他助手的报告相矛盾，报告称即便离鳗鱼 3 ~ 6 米远，也能感受到水中的电击效应。洪堡都有点想要赞美这种带电的鱼了，他断言："一切都取决于这种动物的意愿。"[54]

洪堡支持伽伐尼的"动物电"理论，并且把电鳗看作其正确性的例证。难道这种物种的带电器官不能以较小的尺寸存在于其他动物身上吗？洪堡发现产生电流的地方在鳗鱼腹部两侧的肌肉束上。如果伽伐尼的观点是对的，即整个神经系统都是由电驱动的，那它（肌肉束）必定与大脑中的指挥中心相连，电流脉冲最终从大脑的指挥中心输出到神经中。洪堡通过砍掉一条电鳗的头，来检验断了头的动物体内是否还有电在流动，结果并没有。因此，洪堡并不算是找到了"动物电"理论的最后证据，但确实他做了进一步的推断性证明。因为如果没有头部，电就消失了，那么大脑显然是产生流经身体的电流所不可或缺的。

亚历山大·冯·洪堡并没有在与这种南美"活体电机"斗智斗勇的过程中取得更进一步的研究成果。他的实验需要极大的投入。由于那时候还没有测电仪，他和同伴们不得不以自己的身体来证明电流的存在。全体成员在继续前进的过程中深受其害。洪堡"用麻木的手"记录结果，他的好友邦普朗——如果文献可信的话——从那以后就跛了脚，而"每当洪堡闭上双眼时，总感觉眼前火花四溅。他的双膝在很长一段时间里都僵硬得如同老者"[55]。

意大利生物学家的同名概念"伽伐尼流电"（中文也作"流电学"）使他的观点举世闻名。尽管对其实验结果的可靠性存在着各种各样的争议，但是伽伐尼实验所揭示的电流和肌肉活动之间的联系却是极具启发性的。这种通过电流找到一切生命体内驱动力的希望，首先赋予了浪漫主义者灵感，他们在 19 世纪之交宣称电流是普遍生命力。对他们而言，电流这种形式正是他们梦寐以求的伟大与平凡、生者与死者之间的联络载体。如果青蛙的肌肉以与天空、人体和金属相同的力量运行，那么电就体现了大自然的统一，使人与万象和谐，人类的神经和肌肉以与其他动物相同的方式、以与天空一样的力量运行。哲学家弗里德里希·谢林（Friedrich Schelling，1775—1854）甚至就此谈及了"世界灵魂"。[56] 万物归一，电为其本。在自然科学家约翰·威廉·里特（Johann Wilhelm Ritter，1776—1810）的眼中，整个生命过程就是"无数条彼此连接、杂乱缠绕的伽伐尼电流"。[57] 在这里，即便精神也不应该例外，它被浪漫主义者作为普遍原则统一进来。因此，哲学家约翰·雅各布·瓦格纳（Johann Jakob Wagner，1775—1841）在他的著作《论事物的本质》中得出结论："任何思想都是电化学过程，与自然过程一样具有实在性。"[58]

这样，早期浪漫主义流派就为现代大脑研究做好了开启唯物主义研究工程的准备，此后的研究就致力于寻找思维的物质基础。但是即便在两百年后，神经科学家们依然无法对此做出完结报告，他们只能寄希望于后代。[59]

青蛙电流与生活的严肃

* * *

后浪漫主义者失去了对电的迷恋。肉体和灵魂的统一性也正在被修改，以支持梦幻玄学的灵肉概念，即不朽的灵魂在绝对自由的王国移动，而凡胎肉体则受制于物质的约束与法则。身与心这两极最终在截然相反的世界观中得以安置。一端发展成唯心主义，另一端发展成唯物主义。这两个方向的根本区别在于如何看待主客体关系。唯心主义认为，客体是经由具备洞察力的主体才产生的；而唯物主义否认了这种关系，并且把一个不依赖于主体而存在的外部世界作为他们思考的前提。相应地，从伊曼纽尔·康德到格奥尔格·威廉·弗里德里希·黑格尔（Georg Wilhelm Friedrich Hegel，1770—1831）的唯心主义者关注的是一个主体认识它周遭世界的条件，而从路德维希·费尔巴哈（Ludwig Feuerbach，1804—1872）到卡尔·马克思（Karl Marx，1818—1883）的唯物主义者则致力于寻找世界的客观规律。

对于现代科学而言，以下发现相当于对唯物主义世界观的启示：丹麦物理学家汉斯·克里斯蒂安·奥斯特（Hans Christian Oersted，1777—1851）在电导体实验中惊奇地发现了磁场的位移。只要有电流经过，位于它附近的罗盘就会指向另一个方向。奥斯特当然知道地球磁场是极其稳定的，通过多次精准的重复观察，他推断，是电场改变了罗盘的指针方向。因此，相当于这位斯堪的纳维亚人发现了电磁学。很快，电压和磁场之间的关系就得到了系统性的研究，这些研究为其付诸应用做好了准备。只需要将一根金属丝缠绕在磁针上，再预先设定好相匹配的刻度，一个被期盼已久的电流测量仪就出现了。意大利物理学家莱奥波尔多·诺比利（Leopoldo Nobili，1784—1835）制作了第一台这种仪器，学术界称之为灵敏电流计（英文名为 Galvanometer）。以此向路易吉·伽伐尼的致敬具有了双重意义，因为现在终于可以用这种仪器检验被伏特所否认的动物电理论了。

正如人生的严肃性始于甫一成年，随着灵敏电流计的采用，大脑研究步入了严谨期。生命早期，确切地说是过往的时代，那些不成熟的梦与幻想，那些夸夸其谈和空洞的猜测，都随着灵敏电流计的出现戛然而止了；而理性意识却随之全面发展。人们关注的重点不再是深奥的论点，而是可测量的东西。比起灵敏电流计上显示的电压值，关于灵魂是存在于心脏、脑室还是松果体的任何理由充足的猜测都不再具有任何意义。大脑研究来到了讲究具体凭证的唯物主义时代，哲学在实验室里毫无用武之地，不得不让位于实践经验。

诺比利是把灵敏电流计用于研究动物电的第一人。自伽伐尼以来，青蛙就成了实验标配。制作"神经—肌肉"样本时，要把青蛙的双足分别浸入盛满盐液的小碗中。只要诺比利用棉线连接两个碗中的液体，蛙腿就会抽搐，灵敏电流计的指针就会偏移，"青蛙电流"找到了！

然而，就像伏特对伽伐尼实验提出异议一样，也有人对此发出了反对的声音。尽管诺比利的实验中没有使用金属，但问题在于，这是否就能证明检测到的电流来自青蛙本身。很可能只在这些特定的实验条件下才有电流流动，而青蛙在池塘中跳跃时电流是不存在的。众所周知，神经会对像手术刀一样的机械性损伤做出反应，而损伤在每个解剖过程中都是不可避免的。诺比利已经朝着正确的方向迈出了一大步，但他依然没有取得动物电存在的真正有力证据。他猜测在电流运行的背后也有热力学现象发生。由于神经的体积小于肌肉，所以它们降温也应该快得多。因而，肌肉中有可能出现正电压，而神经中是负电压。然而，这种大胆的解释未经实验证实。

意大利物理学家卡洛·马泰乌奇（Carlo Matteucci，1811—1868）也只测量到两个身体部位之间的所谓损伤电流。当他使用完好的青蛙四肢做实验时，电表通常没有任何反应。可是马泰乌奇并不仅仅使用灵敏电流计一种测量仪器。他认为，青蛙大腿本身要敏感得多，也更适合反映刺激。于是，诺比利做了两套"神经—肌肉"标本，并把第二套标本的神经放在第一套标本的肌肉之上。这时，如果他让第一套标本的肌肉产生抽搐，第二套的也会同样收缩。在这种情形下，第二套肌肉的抽搐是第一套肌肉里的电流流向了外部呢，还是仅仅是它作为测量仪对第一套青蛙腿当下所引发机械影响的反应？

灵魂办公室里的电报站

* * *

1841 年，居住在柏林的德国解剖学泰斗约翰内斯·穆勒认为，精确研究体内电学现象的时机终于成熟了。穆勒在他早几年发表的生理学教科书中总结道："人类对精神原理的本质就如同对光和电一样知之甚少。"[60] 彼时他给了一位门生一本收录有马泰乌奇论文的书，并且委托他对青蛙电流进行彻底研究。

这位学生名叫埃米尔·杜布瓦-雷蒙（Emil du Bois-Reymond，1818—1896），刚刚二十出头，怀揣着和行动力一样饱满的自信。他在给一位朋友的信中写道，穆勒认为他"简直就是为了这项任务而生"，因为迄今为止，研究青蛙电流的所有人"要么不懂物理学，要么不懂生理学，所以还没有人能像我一样以同时具备两门学科知识的角度来理解事物"。[61]

尽管这种说法听起来毫不谦虚，但杜布瓦-雷蒙的自信却不无道理。他认为这不是对青蛙的研究，也不是为了伽伐尼和伏特的遗世之争，重点在于测量仪。即便马泰乌奇和诺比利的实验没有确凿无疑地证明神经电流的存在，也远不能表明它就不存在。说不定它的数值位于如今使用的灵敏电流计的敏感度阈值以下呢？想到这里，杜布瓦-雷蒙就着手改善电流测量仪的敏感度了。

作为物理学家的杜布瓦-雷蒙对电磁规律了然于心，也很清楚该如何提高灵敏电流计的敏感度。缠绕着磁针的金属丝越多，产生的磁场越大，指针偏移越远，所能测到的电压也就越小。理论归理论，应用到实际就代表着他要亲手一圈一圈地去绕线。杜布瓦-雷蒙花了将近半年时间完成了自己设定的 4650 圈的目标。后来他获得了精密机械师约翰·乔治·哈尔斯克（Johann Georg Halske，1814—1890）的帮助，制造了一个有着多达 24160 道线圈的、敏感得多的倍增器——为此需要5000 米细铜丝以及高超的技巧和极大的失败承受力，因为哪怕只有一个断点，整台仪器就报废了。"我想象过那会是什么样的感觉，当你以最细腻的触觉和十二万分的小心完成了一个 33000 圈的电表，可是它最终却被弄错了——没有电，太可怕了！"[62]

杜布瓦-雷蒙成功了，有电。然而，为了阐明神经刺激的本质，还需要进一步的措施。有这样一个问题悬而未决："人们所感受到的，是否确实是真实的实验标的，还是由所用设备镜像出的毫无意义的幻象。"[63] 为了不使自己的实验陷入伽伐尼实验所遭受的非议，杜布瓦-雷蒙使用了非金属导体。他将"由多层精细吸水纸组成"[64]的潮湿纸卷安置在实验动物和测量仪电线之间的接触点上。当他以这种方式去测量受伤神经时，倍增器发生偏转，"有时候是 25～30 度，一般情况下 15～18 度"。[65]

现在确凿无疑了，神经中流淌着电，确切地说，是动物自身产生的电。这可是一桩轰动之事啊！他连忙总结了实验成果，交给和他有亲戚关系的亚历山大·冯·洪堡，洪堡立刻将报告推荐给巴黎学院。洪堡还去实验室探访了这位比他小 50 岁的研究者，杜布瓦-雷蒙的实验室就在他位于柏林卡尔大街 21 号（今天位于柏林中部的莱茵哈德大街）公寓的一个狭小房间里。同时期的其他科学界权威也陆陆续续到访，除了穆勒，还有后来成为"帝国物理学研究所主席"的赫尔曼·冯·亥姆霍兹（Hermann von Helmholtz，1797—1854），物理学家海因里希·威廉·多费（Heinrich Wilhelm Dove，1803—1879），海因里希·古斯塔夫·马格努斯（Heinrich Gustav Magnus，1802—1870），莫里茨·海因里希·龙贝格（Moritz Heinrich Romberg，1795—1873），以及动物学家克里斯汀·戈特弗里德·埃伦伯格（Christian Gottfried Ehrenberg，

1795—1876）。他们请杜布瓦-雷蒙展示这个成功地将"百年来物理学家和生物学家致力于统一神经存在和电流的梦想变成活生生现实"的实验。[66]

杜布瓦-雷蒙也证实了未受伤的有机体内存在电流。这些德高望重的绅士们都很兴奋能够亲自成为被试者。实验过程如下：被试者把两根食指分别伸进盛满盐水的容器中，内有刻度棒以确保手指浸入的深度相同；这时受试者绷紧手臂的不同肌肉群，而倍增器的指针几乎在同一时间发生偏转；最后杜布瓦-雷蒙系统性地仔细检查了身体的各个部位。他信心十足地确认道："我证明，在所有动物任何部位的神经系统中，都存在着电流。"[67]

即便肌肉没有收缩，甚至在死亡状态下，它也能导出电流，这也证实了马泰乌奇关于损伤电流的发现。如果切开肌肉，并且在完好表面和受伤部位之间进行测量，即便在动物死后数日倍增器也有偏转。也就是说，在有机体内持续流动着神经静态电流。杜布瓦-雷蒙由此推断出动物电一定是"预先存在"的。也就是说，是与生俱来的，就像亚里士多德对"普纽玛"的认定。然而，19世纪的现代科学家却不能像古希腊时期一样简单而不加解释地就采信一个概念。于是，杜布瓦-雷蒙尝试用那个时代最先进的模式去解释动物电，将这种现象归因于充电的分子。他把组织中的分子想象成一个个小地球，赤道地区带正电，两极与之相反带负电，正负电荷形成直角。这样一来，如果受伤的肌肉切口表面被正极化，那么完好的表面必定显示负电荷。因此，正负极就形成了，电流在这两极之间流动，与任何电池、伏特堆或者莱顿瓶一样的道理。然而，对于这个不甚明朗的理论，杜布瓦-雷蒙还缺少相应的手段和方法来证明。

在一次实验中，发生了奇怪的事情，这一次使用的依然是活体动物。这位天才实验家固定住青蛙，使蛙足悬在盛放了食盐溶液的碗中；他把另一个液体容器放在蛙腹的下方。接下来，他用浸透了的纸卷围住蛙腿，并使纸卷触及液体。和人体实验的操作类似，他在两个容器之间传导出神经电流。现在他用两个固定在青蛙上半身的电极去刺激脊髓内的神经。发生了什么呢？灵敏电流计上指针的偏转并没有像预期的那样增大，而是减小了。只要他一停止刺激，神经电流又会增大。杜布瓦-雷蒙多次重复了这个实验，然而总是得到相同的结果。最后，他将这个现象贴切地命名为"负向波动"。

为什么他加了一些电，电流反而减少了呢？对此杜布瓦-雷蒙不能给出令人满意的解释，但是他却隐约感到，自己偶然发现了什么本质上的东西，并"从此将负向波动看作内部神经运动的外在标志"。[68] 由此，"动物精神"的退役终成定局。自杜布瓦-雷蒙的研究之后，大脑与神经的运动原理被称为电，由他创立的学科叫作电生理学。一个内容丰富而又费时耗力的研究领域形成了，它在短短几年时间就从解剖学中发展起来。他的老师约翰内斯·穆勒在担任了柏林大学解剖学与生理学教授 25 年之后逝世，此后，柏林大学决定将两系分开。1858 年，埃米尔·杜布瓦-雷蒙接任生理学教授。

1971 年，解剖学与电生理学再度合并，契机是慕尼黑大学动物研究所以弗里德里希·赛特勒（Friedrich Zettler，生于 1934 年）为中心的工作组为了所谓的细胞内传导，成功地用薄如蝉翼的玻璃毛细管刺入神经细胞，并向其中注入颜料。这就进一步实现了对即将被测试的神经细胞进行染色，从而准确定位其解剖学位置。兰道夫·门策尔如是回忆了这一科学史上划时代的时刻："当赛特勒结束报告的那一刻，发生了一件我再也没有在科学大会上经历的事情——灯光亮了起来，全体与会科学家都从座位上站起来鼓掌。"[69]

电生理学家杜布瓦-雷蒙为大脑研究提供了一个全新的比喻。如历史所证，应用于这个领域的将是最新的技术。19 世纪 30 年代中期，美国发明家和造型艺术家塞缪尔·芬利·布里斯·莫尔斯（Samuel Finley Breese Morse，1791—1872）想到了一个天才且无比简单的主意。如果能够可靠地开合电路，那么也一定能够以类似于印第安人的方式来传递信息。就像美洲原住民使用烟雾信号一样，人们应该可以使用电子信号，并且不受空间限制。前提仅仅是，铺设电线并且发送者和接收者拥有相同的代码。莫尔斯双管齐下，他一方面构造了一台设备，用以接收由电键产生的电流信号，并且发送给一个电磁铁，进而控制一支钢制笔的移动，在纸卷上记录下符号；另一方面，莫尔斯根据自定义的技术可能性琢磨出一套代码系统——通过开合电路，这套设备至少可以传输三种不同的脉冲：短信号、长信号和停顿。为了规范短、长和停顿，他将信号与钟表装置同步起来。利用这三种变体，他可以通过实际上无限长的组合来传递理论上无穷多的字符。

他发明的电报机，配合以他名字命名的莫尔斯电码使用，取得了革命性的成功。没过几年，美国各地就靠电缆彼此联结了起来。就连在欧洲，信息的电子化传输也迅速大获全胜。纸卷上的信息被拍成电报发送。到了1850年，已经有海底电缆从英国多佛通往法国加莱，将大英帝国与欧洲大陆联结起来。在此基础上，德国卡塞尔的一名银行职员以笔名创建了通讯社——路透社。鉴于电缆的纵横交错，莫尔斯不由自主地想到一个类比，他把电报线路描述成"像神经线路一样，精准地将所有关于可能事件的信息传播到全国各地"[70]。

这个比喻的方向与传统方向相反，因为迄今为止，那些醉心于大脑研究的学者们都是利用当代最先进的技术发展，为他们的研究对象寻找可以贴切说明其功能与性质的类比。现在反过来以神经来刻画新的通信技术，这还是第一次。[71] 研究神经电学属性的专家埃米尔·杜布瓦-雷蒙又马上摆正了个中关系，并为大脑勾画出一个新的比喻（此刻他正走出位于自己电生理学实验室附近的帝国邮局）："正如国王大街上这个邮局里的中央电报站通过铜丝组成的巨大网络与帝国最远的边界通信一样，灵魂也在它的办公处所——大脑，通过它的电报线——神经，不停地接收帝国——身体各个角落的电报，并向四面八方的公务员——肌肉发布命令。"[72]

杜布瓦-雷蒙对电报很熟悉。他与约翰·乔治·哈尔斯克合作密切，就是那位给他的高性能倍增器缠绕了24160圈电线的机械师。1847年，哈尔斯克与一位名叫维尔纳·冯·西门子（Werner von Siemens，1816—1892）的先生共同成立了柏林电报机制造公司，为整个欧洲提供这种应用于新信息技术的畅销设备。杜布瓦-雷蒙所选择的这个比喻的指向不能更明确了：从现在起，大脑将被视为指挥中心，所有信息都汇集于此，神经因此而运转；与此同时，命令也从此处向周身发布。

"动物精神"作为神经动力的地位被电流所取代，尽管大脑研究因此在内容上前进了一步，但是就概念而言，杜布瓦-雷蒙的比喻并没能从本质上超越笛卡尔。他对大脑功能的设想就像笛卡尔一样，归根结底都是参考了机械学。只不过疼痛感不再是通过拉扯神经线而是经由大脑里的铃铛发出信号，杜布瓦-雷蒙也尽力不以风箱原理来对肌肉收缩进行解释；一切都建立在最前沿技术的基础之上，与"我们这个时代的奇迹"密切相关，他所指的奇迹正是"电报学"[73]。然而，他的思想在本质上和笛卡尔一样，受限于直接而单向因果式的作用链，这也并不奇怪，毕竟杜布瓦-雷蒙同样受到"谷登堡星系"[74]的影响①。书籍和活字印刷一如既往地以独步一时的优势决定着人们感知世界的方式，在 19 世纪仍是由 A 导致 B。因果逻辑备受推崇，理性意识获得全面发展，而杜布瓦-雷蒙通过大脑和神经的电学属性，为以科学规律客观地解释世界提供了可能性。大脑中存在着执行命令的莫尔斯电键和接收感官刺激的电报。但又是谁在操控它们呢？

---

① 此概念源于加拿大原创媒介理论家马歇尔·麦克卢汉于 1962 年所著的《谷登堡星汉璀璨：印刷文明的诞生》，该书分析围绕在印刷术出现时的人类哲学问题，串联起了人类传统线性思维模式。——译者注

暂时性与原则性的无知

* * *

杜布瓦-雷蒙一贯以唯物主义为导向的实验和测量项目，在他的后半生却带上了忧郁的基调。这位 54 岁的学者开始从根本上怀疑将精神归因于物质基础的可能性。他在题为《关于认识自然的极限》的演讲中，进一步阐明了他著名的无知论。据他所说，鉴于身体世界的重重谜团，他和同事们已经习惯了"用'男性大弃绝'[①]（The Great male Renunication）来表达自己的'无知'"。[75]拉丁词 ignoramus 在德语中表示"我们不知道"。人们可以乐观一点地给这个习惯用语加上一个"还"，并以此将悬而未决的问题交给未来的科学家们来解释。这在后来成了习以为常的惯例。

然而还有另外一个领域，这里没有"还不"的立足之地，唯物主义者的认知方式在这里会给自身制造难题。如果认为整个世界都可以用测量仪探索，并且可以从以此获得的数据中得到对各种现象合乎逻辑的解释，那么人类在下定义时，自然就排除了一切无法被测量的事物。因此，每当涉及关于精神的问题，杜布瓦-雷蒙和与之相随的现代科学认知角度总会遭遇暗中发挥作用的被排挤与再回归的辩证难题。精神是无法被测量的，无论在倍增器的线轴上再缠绕多少圈。在意识领域，大脑研究由于放弃了过去的"纯思辨—形而上学"的立场而一

[①] 随着18世纪启蒙运动的开展，被称为男性大弃绝的时代开始了。从此划分身份地位的界线变得日渐模糊，划分性别的界线却变得日渐清晰，裙子成为女性的象征。——编者注

筹莫展。古希腊罗马时期的哲学家用适当的思考力和形象易懂的分析来解读；中世纪也以其特定的基督教方式从精神角度解读意识；但如今在唯物主义否认一切非物质的背景下，对"广延实体"——原子世界的推论，就再也落不到"思维"——精神层面上去了。诚然，人们本该早就能认识到这一点，但是现代自然科学除了测量实证以外，从来没有别的路可走。这样一来，由于存在着精神和物质状态的认知空白，大脑研究倍受挫折。人们采取杜布瓦-雷蒙口中"男性大弃绝"的态度也是一种命中注定了。有趣的是，一个本身并非毫无矛盾的科学系统却并没有降低该学科的科研效率。[76]

从杜布瓦-雷蒙对这个问题的无情揭露中不难看出他的伟大。他来到位于莱比锡的德国自然科学家和医生协会，并在这个声名卓著的圈子里发表了自己的想法："或许大家都承认，不仅以我们今天的认识水平无法从意识的物质条件出发对它加以解释，而且从事物的本质来看，我们将永远无法从物质条件出发去解释意识。"[77] 这就恰好证明了"还不"再无立足之地。拉丁文 Ignoramus et ignorabimus 的意思是：我们现在不知道，将来也不会知道。大脑研究永远无法将意识，即内心状态的总和，归因于特殊的原子排列。杜布瓦-雷蒙对可解释性的根本性否定，一方面立足于人所经历的事物无法消除的本质——"我感到疼痛，感到喜悦，感到温暖，感到寒冷；我尝出甜味，闻到玫瑰花香，听到风琴声，看到红色"[78]；另一方面立足于原子的物质真实性，其排列和结构都无关紧要。这由此证实了物质是形成意识的绝对必要前提。因此，自然科学家必须"在面对这个谜团——物质和力量是什么，以及它们如何使思考成为可能——时，唯一也是最后一次做出'人永远是无知的决断'"。[79]

由不可忽视的技术成就而衍生出的无处不在的骄傲的进步乐观情绪，首次遭遇了来自权威之口的强大阻力。20 ~ 21 世纪的大脑研究者们在即将到来的黑暗时刻，一再地为杜布瓦-雷蒙的无知论疲于奔命。[80]

27 个大脑器官如何呈现于头颅

＊＊＊

19 世纪的大脑研究并不单纯地以电为标志。许多科学家并没有因这种新兴力量而触"电"，他们更多地保持了对本学科解剖学传统的忠诚。拥有出色的脑解剖学知识的萨穆埃尔·托马斯·塞梅林，于 18 世纪末通过著作《论灵魂的器官》最后一次尝试给脑室一席之地。他的阐述以人脑的 134 块解剖部位为依据。他还对动物进行了比较研究，并在死后留下了引以为傲的 3917 块标本。无论是电生理学，还是大脑化学，都无法引起这位医生的兴趣。后者对他来说毫无用处，他对大脑物质的化学分析显示，"除了大量水、1/4 盎司碱盐、$1\frac{2}{3}$ 盎司变质了的油和 40 格令[①] 挥发盐"，大脑中别无他物。[81]

塞梅林的著作仅为学术界所知，而他的一位同事却以其解剖学研究几乎令社会各界都印象深刻。这里所说的同事是德国医生弗朗茨·约

---

① 1 格令 ≈ 0.0648 克

瑟夫·加尔（Franz Joseph Gall，1758—1828），他的听众包括大学生、教授、非专业人士，甚至"好奇的女人"，[82]就连枢密顾问约翰·沃尔夫冈·冯·歌德（Johann Wolfgang von Goethe，1749—1832）也不想错过加尔的讲座。普鲁士国王腓特烈·威廉三世（Friedrich Wilhelm III.，1770—1840）甚至为他举办了隆重的荣誉晚宴，并于席间对这位极负盛名的先生进行了一次狡猾的测试。同被邀请参加晚宴的还有几位可疑人物，据国王介绍，他们都是高级军官。从制服看来，他们的确是，但加尔还是起了疑心。根据其中一位男士的头颅形状，他发现了这位男士有一种侵略和破坏的倾向，而不是过人的英勇。在他表明想法之后，国王承认，他所谓的军官是为了测试他而特意从监狱带出来的犯人。在对这位贵宾的能力大为叹服之下，腓特烈·威廉三世立刻命人去为加尔铸印一枚奖章。奖章的正面是这位医生的肖像，并配以清晰的标题"大胆研究，谦虚定论"；反面是一个被遮挡了一部分的人类头骨和题词"他找到了通往灵魂工厂的路"。[83]加尔是怎么深入洞察到同桌人的灵魂的呢？

早在青少年时期，他似乎就已经对同学们的个性很感兴趣了。他发现，那些拥有良好记忆能力的人通常也具有外凸的眼睛——加尔称之为块状眼。这种观察人的方式在那个时代并不新鲜。约翰·卡斯帕·拉瓦特（Johann Caspar Lavater，1741—1801）在18世纪下半期发展了观相术，通过外貌来推断一个人的内心活动。能为人所知的或多或少固定的外部特征，是未知不可见内心的外在表达形式。拉瓦特在《为提升识人之术和人际关爱的观相术选集》一书的序言中不无道理地提出，语言是人类的信号系统，他宣称："神圣字母表中的若干字母将事物勾勒得如此清楚，以至于当它再出现时，每一只健康的眼睛都能发现和识别出来。"[84] 简而言之，即解读面部表情。拉瓦特以一些名人的面孔为例，他从莎士比亚的肖像中发现了一颗"略叛逆又充满改造欲的脑袋"，从阿提拉①的鼻子、嘴唇和眼睛中看出"粗暴野蛮的个性"，从一位无名氏脸庞的"下半部"看出"愚蠢"，最后他发现犹大有一张"吝啬又卑鄙的面孔"——"谁会愿意信任这样一张面孔啊？"[85] 谁又能想到，面相学在后来成为"第三帝国"②种族主义者的依据呢？

加尔的方法看上去与拉瓦特的不无相似，而这位职业医生比那位瑞士牧师更前进了一步。加尔并不满足于拉瓦特所提出的以面部表情解读未知（内心活动），而是手持解剖刀深入这些区域。或者说得确切一些，是用剪刀、镊子、管子、刀、锤头、头锯和钳子。然而，加尔不曾对大脑动过任何一刀，而是将纤维结构解剖出来，追踪其走向。从下向上，也就是从脊髓往上一直到大脑皮层。他在家乡的花园里养了各种各样的动物，对不同动物的研究表明，不能将脊髓理解为大脑的延伸，而恰恰相反：脊髓也存在于低等动物。因此，在人类身上达到了最高发展程度的大脑，才是脊髓的延续和进一步发展。

加尔的这一推导经受住了现今发育生物学知识的考验。发育生物

---

① 阿提拉（Attila，约 406—453），匈奴王，他在位时的匈奴帝国是匈奴史的最后一章，也是最辉煌的一章。他使罗马人蒙羞，使日耳曼人丧胆，具有令西人沮丧而无奈的强大力量，他和他的匈奴铁骑都被称为"上帝之鞭"。——译者注

② 纳粹时期的德国。——译者注

学认为，神经系统的起源早在多细胞生物时就开始了——这里最著名的例子要数水母，它们拥有神经网。在更高级的动物中，这些神经网增多到多个神经节，我们可以把这看作一种脊髓；神经节一直增多到在感官入口的附近形成大脑，大脑又在进化过程中不断发展。

加尔发现，躯体所有的运动都由小脑控制；但感觉能力完全不归小脑管辖，对此负责的是大脑，总的来说，它负责所有更高级的功能和专门能力。加尔通过对不同动物大脑的解剖学比对研究，根据直达大脑皮层的纤维的特定走向，得出如下结论："所有这些纤维的顶端都被灰质所覆盖，也可以说，灰质必然掌管着神经分布的形式。"[86] 对加尔来说，情况很明了：更高级的功能在大脑皮层中转化为物质形式。他要做的只剩下绘制出这个特殊灰色组织的拓扑结构，然后就可以比对不同人类个体的大脑印迹。最后，当他成功地收集足够多的人在行为、才能和天赋方面的差异，就能将所有特征对应到大脑皮层的特定区域。他"全身心地沉醉于观察"，"一会儿在这个区域，一会儿在那个区域，记录下刚刚发现的器官形状"。[87]

这真是一个巨大的工程。加尔剖验着他的解剖刀能接触到的一切，最好是在智力或行为方面异于常人的人，即天才、罪犯和精神病患者。他的收集欲毫无止境，以至到了世纪之交他就已经拥有了 300 多个头骨标本。这位医生的知名度迅速传遍了维也纳，他的讲座因以通俗易懂的示范来阐释新颖的大脑理论而广受欢迎。与此同时，与他同时代的人也担心脑袋不保，因为加尔不断需要标本来完善他的学说。在对这种蔓延的恐惧感到好笑之余，他火上浇油地写道，这项研究对康德或者维兰德① 这样的人物倒有可能是个危险，"假如大卫的索命天使可以供我驱使的话；只不过作为一个善良的基督徒，我愿意期待上帝仁慈的怜悯"。[88] 极为多才多艺的约翰·米迦勒·丹尼斯（Johann Michael Denis，1729—1800）是神父、作家和动物学家，同时担任奥伯霍夫皇家图书馆管理员一职，他表现出对自己遗体完整性的极大担忧，并且在遗嘱中申明，在他死后，他的脑袋无论如何也不能落入加尔之手。

然而，生者也不能幸免。加尔在他的差别诊断研究中指出，活跃在大脑皮层的各种精神功能会影响头骨结构，挤压头骨，像骨骼支撑皮肤一样。因此，根据头颅的形状可以识别一个人特定的个性和才能。加尔宣称："与行为功能密切相关的头骨形状，应该被理解为头骨下方大脑皮层独特构造的结果。"[89]

托马斯·威廉斯早就认为，如果人类大脑皮层只具备保护和供给的功能，那它未免过于庞大、过于占优了，他认为那里是记忆的所在。通过把人类所有相对高级的能力直接置于头盖骨下方的大脑皮层，加尔给了脑室理论最终的致命一击。自此，大脑皮层成了脑研究学者的兴趣焦点。同时，加尔区分了迄今被视为精神的东西。在进行大脑分析时，他并不关注整体，而是将注意力集中在被他看作独立器官的部分上。他一共发现了 27 个这样的大脑器官② ，它们成对分布在大脑皮

---

① 克里斯多夫·马丁·维兰德（Christoph Martin Wieland，1733—1813），德国 18 世纪上叶洛可可文学的主要代表，启蒙运动的著名作家。——译者注

② 加尔将大脑皮层上主管各功能的特定区域称为"器官"。加尔认为一个人的某种能力越强，定位了这种能力的大脑皮层区域，即他所说的"器官"就越大，并挤压头骨，形成骨突；如果一个人缺乏某种能力，头骨上面代表它的区域就会凹陷。——译者注

层的两侧，其管辖范围从忠诚到色觉和友谊再到数字和时间感。加尔后来还发现了能感知上帝的官能，以及幽默感、名利心和位于后颈根的繁殖欲。另外，加尔认为，扼杀和谋杀心暴露于太阳穴和耳朵之间，因为他发现在食肉动物身上这个部位格外饱满。

在动物身上，他至少数到了 19 个大脑器官。由此可见，这位维也纳医生比英国生物学家查尔斯·罗伯特·达尔文（Charles Robert Darwin，1809—1882）早一个时代就发现了作为上帝之子的人类与地球上其他生物之间的相似性大于差异性。加尔在后脑勺中部偏下的位置发现了一个人类和动物都具备的脑部器官，而在与其相对的前下部和前上部区域是一个赋予了人脑独特性的大脑部位，它"显著地区别于其他任何一种动物"。的确，对加尔来说，人类也不过是动物的一种！但它是"最完美的那一种"。[90]

他因此在奥地利被指控为异端邪说。此外，他认为能感知上帝的官能不过是众多大脑器官中的一种，除了位置与偷窃欲和方向感有别之外，别无任何不同。这想法令人们对他极为反感。然而，更严重的还是人们对这位"医学博士"唯物主义的指责，因为他企图把精神能力束缚在简陋的大脑和颅骨区域。弗朗茨二世忧心忡忡地看着人们对这种学说日渐高涨的热情，在加尔被剥夺了大学教席之后，最终弗朗茨二世又下令禁止他进行私人讲演，"因为很多人可能会被这种热烈讨论的大脑学说洗脑，而且这种学说会导致唯物主义，这必然与宗教和道德的最根本原则产生冲突"。[91]

加尔的崇拜者们极力维护他，比如教育部长、维也纳总医院院长，甚至是警察部长；然而他们对皇帝的禁令也无能为力。加尔和他的助手约翰·卡斯帕·斯普尔茨海姆（Johann Caspar Spurzheim，1776—1832）一起离开了维也纳，后来在座无虚席的德国讲堂里获得了成功。在为期两年，途经丹麦、荷兰和瑞士的巡回讲演之后，他跻身成功人士；在他最终定居巴黎之前，他的名声已经在这里先行传开了。当然这里也有他的敌人，其中最具权势的是拿破仑·波拿巴皇帝。他同样对加尔提出了唯物主义的指控，并且指责他本身不过是个头脑简单的江湖骗子，专用一些小把戏迷惑容易上当的人。拿破仑认为，从这个德国医生所采用的方法——当然是简化过的描述——就能看出他的愚蠢："他把脑袋上的某些突起归咎于爱好和犯罪心理，然而它们并非天然存在，而是来自人类社会和习俗惯例——如果没有财富，怎么会形成盗窃骨突呢？如果没有酒精饮料，怎么会有酒瘾骨突？"[92]

加尔的回应是一本包含他研究成果的"回忆录"，他于1808年3月将其呈交给法兰西学术院评定；然而他在这里也遭到了拒绝。书中完全没有呈现出物质结构和（精神）功能相对应的有力证据，即构成他讨论的基础。法兰西学院为此特意成立的委员会如是评定：加尔的观察方法是不科学的。因为它竟然以断言和推测终结，而且鉴定者们认为这位来自德国的医生缺乏真正的科学家所必备的谦恭。真正的科学家能够在已知和未知之间划清界限；与此相反，加尔似乎既不懂得自我批评，也不认可知识批判。

这些论点更多的是针对头盖说的特征，而其本身也缺乏以反证实验为形式的科学证据。这样的证据后来竟然由加尔曾经的追随者、生理学家皮埃尔·弗卢龙（Pierre Flourens，1794—1867）提供。弗卢龙打开活鸟的颅骨，然后逐层移除其大脑。实验伊始，无论他从哪个部位开始切除，实验动物的认知能力、感知能力或生理机能都不受影响。直到弗卢龙移除了更深处的大脑区域时，动物才突然垂死挣扎起来，直至死亡。这个实验驳斥了加尔的理论，这是第一次以实践经验证明，各种功能不可能定位于大脑皮层上某个狭义的区域，因为各项功能并没有随着大脑物质的移除而逐个消失。这位法国实验者对大脑主张一种完全不同的视角，并以弗卢龙理论或等位理论被载入科学史。根据他的理论，大脑是一个动态的整体，整体内的各部分以复杂的方式彼此相互作用；大脑机能以各区域及各功能的一体化形式产生，而不是划分到可界定的区域。

弗卢龙和加尔的争论为大脑研究提供了一个延续至今的全新命题。由于成像技术的应用，定位理论在 20 世纪末获得了极大的发展，因为此时人们可以在大脑工作时对它进行观察。激活状态下的大脑区域定位可以精确到毫米。与此同时，和加尔时代一样，有相当大的势力反对将大脑各项功能定位于分隔的空间区域。定位理论的反对者指出，当大脑中一个区域的活跃度为 100% 时，其他区域的活跃度仍然显示不低于 80%。因此，只有当大脑其他区域同时参与其中时，这个区域才能发挥其特定功能。"我认为，一个区域的真实功能应该在各自所在的网络中体现。"德国大脑研究学者安吉拉·弗里德里奇（Angela Friederici，生于 1952 年）这样说道。[93]

加尔是活体解剖的强烈反对者，仅凭这一点，他就已经不能接受弗卢龙的反证实验了。他把使用这种方法的实验者称为施虐者，而不是科学家。"除此之外，这些残酷的实验……几乎都不能用于证明人类。"[94] 加尔在他自己的道路上继续前行。他举办讲座，也将自己关于精神定位论的知识总结在一套四卷的著作里。[95] 完成这套著作耗时长达十年，在这期间，加尔和斯普尔茨海姆在工作上想必陷入了紧张关系。不管怎样，这位助手离开了他的老师。加尔的头盖说即将经历第二发展阶段。

颅相学的发展阶段

* * *

斯普尔茨海姆前往英国，并且创造出"颅相学"（Phrenologie）一词，将其近乎发展成了一种品牌式的学说。在希腊语中，Phrenos 表示"精神"，logos 表示"学说"。这样一来，头盖说就发展成了精神学说。"颅相学"这个概念迅速流行起来，斯普尔茨海姆也进一步对加尔的理论进行改进。他将位于头骨下的器官数目从 27 个增加到 37 个，并且给其中的一部分界定了另外的感官功能。在斯普尔茨海姆的颅相学里，位于发际线上方的诗人天赋变成了观念性感官；扼杀和谋杀心也经历了转化，从此被称为破坏欲。精神定位学说的新设计方向从加尔的悲观主义和宿命论转变为善意的人性视角，即便是缺点也能从优点的角度去解释。耳朵上方有明显突起的人现在不会被锁定为潜在的谋杀犯了，他可以通过从事拆迁工作来创造财富。

以前的大脑学说变成了一种分析工具，每个人不需要费力地窥探内心就能认识并发展自己的特殊才能。颅相学蓬勃发展，并且在斯普尔茨海姆的赴美演讲之后就植根于这片格外肥沃的土壤。

众所周知，在大西洋的另一边有着无限的可能性，这里出现了一种方法——承诺发掘出一个人的最好一面。奥尔森·斯奎尔·福勒（Orson Squire Fowler，1809—1887）和洛伦佐·奈尔斯·福勒（Lorenzo Niles Fowler，1811—1869）兄弟将颅相学市场化，并获得了巨大成功。他们对加尔的学说做了进一步的修改，以便为他们的就业指导中心所用。很快，人们在这里不再使用多卷册、复杂无比的书籍，而是依据一目了然的表格工作。

与此同时，颅相学在德国遭受着更加严厉的批评。尤其是黑格尔，他认为哲学是唯一有能力建立精神学说的学科。他发起了一个项目，将他的三段式方法论应用到精神的发展中。在先天无意识状态里的精神的自我存在阶段之后，紧跟着的是在人类历史里书写至今的超越自我存在阶段，人类争取被认可，并以此实现对自我的觉知。然而，这个过程中存在的问题是，被认可的需求在各个阶级社会都无法被满足，因为只有主仆关系是被认可的。仆人因其卑微的地位完全无法享受这种认可，而仆人给予主人的认可又不能让主人满足，因为主人想要的并不是仆人的、而是与他同阶级的人的认可。这只有在平等的社会里才有可能实现，因此精神的发展只有在资产阶级社会才能找到自我，说得更确切一些，是发展为关注自我的社会哲学形式。在这个雄心勃勃的思想建构中，颅相学家只会起阻碍作用，因为他们想要把正专注于找寻自我的精神拖入物质的沼泽，并且从头部的外观去发现它，尽管"头骨本身是冷冰冰的中立物，在这上面除了它自己没有任何其他能被发现的或有所代表的"。[96] 颅相学家们令这位一贯谨慎的哲学家如此气愤，以至于他最后甚至呼吁身体暴力，去"打破那些识骨人的头骨，……来证明一块骨头对人类而言除了它本身这个真实的存在，什么也不是"。[97]

尽管加尔的学说以及由它发展而来的颅相学受尽批评，但也应该承认它至少有三大功绩。首先，它提出了更高级的精神能力产生于大脑皮层。其次，加尔促进了刑罚系统的改革。他的理论便于人们理解罪犯并非出于纯粹的恶意，而是受困于天生的精神负担。这尽管不能免除罪犯对个人行为应负有的责任，但是也给予社会连带责任，旨在"预防违法和犯罪行为，教化犯罪分子，保护社会免受无望矫正行为的伤害"。[98] 最后，加尔启迪了后继者，以定位理论寻找位置需要何其优良的技能。加尔所绘制的 27 个大脑器官中，只有语言中心的位置大致是正确的，但这无伤大雅。

额叶有什么用处

* * *

如果能知道加尔对菲尼亚斯·盖奇（Phineas Gage，1823—1860）这一案例的看法，那应该会非常有趣。他很有可能会声称，这个人所受的伤证实了他的理论。但对此谁也说不准，因为加尔逝世于 1828 年，而菲尼亚斯·盖奇在 20 年后才受了伤。在此之前，他是一位年轻、爱运动、健壮、友好、快乐、无忧无虑同时又极负责任感的男子。最后这项品质他必须具备，因为盖奇在美国当的是爆破工头。在铁路占工业主导地位的这个世纪，这是一份即便危机来临也很稳定的工作。然而，这并不是毫无风险，因为距离阿尔弗雷德·诺贝尔（Alfred Nobel，1833—1896）发明硝化甘油炸药还要再等上将近 20 年。所以此时盖奇用的是黑火药，他要将火药填满为爆破而钻出的洞，再以沙子覆盖，然后用重达 6 公斤、直径 3 厘米、长约 1 米的铁棍将沙子夯实，最后点燃导线引发爆炸。

受拉特兰和伯灵顿铁路公司的委托，盖奇用这种方法为修建佛蒙特州的一段铁路爆破岩石。那是 1848 年的 9 月 13 日，一天的工作快要接近尾声，盖奇只需要再填塞几个孔就可以收工了。他在某一瞬间分了心吗？他的心思是不是跑到晚上的活动上去了？还是想到了他的情人？这位 25 岁的年轻人弯腰取出铁棍，然后用和平时一样的力道去撞击其中一个钻孔，这里边填满了黑火药，却没有用沙子覆盖。灾难发生了：铁石相撞迸出的火星引爆了炸药，铁棍从他的手中挣脱出来，像火箭一样飞到空中，击穿了这位不幸的爆破工的头部，之后又飞出足足 20 米远。

盖奇怎么样了呢？根据他的同事们叙述，他甚至都没有跪倒。他步行到附近的一条街道，叫了一辆马车，让车夫把自己送到最近的小城卡文迪什。在那里，他求医于约翰·马丁·哈洛医生（John Martyn Harlow，1819—1907），这位医生后来在《波士顿医学和外科》杂志报道了这起"独一无二、无与伦比的病例"。[99] 这种情况确实没有参考的病例。铁棍从左侧颌骨与鼻尖水平处穿入，从左眼后方穿过大脑，又从头顶发际线附近穿出。铁棍在那里留下了一个直径8厘米的头骨破损。然而，盖奇一次也没有提到自己意识模糊。他看到医生时是这么说的："医生，这下您可有得忙了。"

哈洛处理了病患头部的伤口，他估计盖奇在事故中大约失去了半茶杯的大脑物质。接下来的几天，他对盖奇进行了大量测试。测试表明，除了失去左眼，盖奇没有损失一星半点的感官知觉，就连整体协调能力和运动机能也保持完好无损。他步态正常，平衡感未受损伤。当哈洛对他的语言能力和记忆力等高级能力进行测试时也同样没发现异常。这位爆破工的智力完好无损。

然而，这位主治医师并没有检查盖奇的诗意天赋是否发生了改变。如果是加尔，他首先要检查的可能就是这个天赋了，因为铁棍恰好损坏了颅相学所界定的诗意精神的全部所在。真要做这样的检测也会很困难，因为即便是在9月13日命中注定的这一天之前，这位爆破工对文学也不感兴趣。哈洛在事故发生后的这段时间内所做的检查就到此为止了，但是他继续跟踪了盖奇的生活轨迹。伤口感染，疼痛剧烈；但是三个月之后，盖奇恢复了，又可以投入工作。他当然不想再做爆破工了，他也不再需要这份工作，因为作为地球上大脑损伤最严重的幸存者，他即将成为流量明星。在纽约的巴纳姆博物馆，与盖奇同名的马戏巨头菲尼亚斯·泰勒·巴纳姆（Phineas Taylor Barnum，1810—1891）设立了一个珍奇物品陈列馆，展示不同寻常的人物和现象。他注意到了盖奇，并且雇用了他。凭借着惊人的故事，盖奇获得了一些名气，这又给他带来了多场在美国其他大城市的表演机会。他的肖像以自信的面部表情示人，闭着左眼，将穿透他大脑的铁棍像鱼叉一样横在身前。

从长远来看，失去左眼并不是那次事故的唯一后遗症。盖奇有点儿不对劲，他变得反复无常，还和雇主闹翻了。他在新罕布什尔州汉诺威的一家马匹租赁公司工作了很短一段时间，然后搬到智利，在海港城市瓦尔帕莱索担任邮政马车夫来维持生活。那个以往平和而友好的男人如今极易暴怒、粗俗不堪、咒骂不休，他的行为将他逐步推向社会边缘。在他生命余下的 12 年里，他的性格发生了翻天覆地的变化，他变得冷酷无情、叛逆、冲动，同时却又极度敏感，难以做决定。对于哈洛来说，他的这位长期病患的性格变化就好像是打破了人类功能和动物功能之间的屏障。他猜测，人类前额的后方可能负责处理动物性与文明化之间的平衡。因此，额叶大概是控制理性和本能的区域。

一个引起大脑定位理论追随者注意的决定性线索形成了。很显然，菲尼亚斯·盖奇严重受损的额叶和性格有所关联。英国神经学者大卫·费里尔（David Ferrier，1843—1928）的动物实验似乎也证实了这一点。他去除猴子大脑的一部分，这些灵长目动物的行为也会因此而改变。然而，这些实验结果能确凿无疑地说明问题吗？像德国生理学家弗里德里希·利奥波特·戈尔茨（Friedrich Leopold Goltz，1834—1902）这样的反大脑定位理论者就有另一番看法。援引弗卢龙的理论，他坚持认为，大脑只能被视为一个整体，各项功能也应被理解为大脑的整体表现。戈尔茨还用狗的实验证明，大脑局部损伤造成的功能紊乱会随着时间慢慢恢复原状。这是等位理论的有力论据。然而，大脑物质的效能也不是无边无际。灰质即便不是密集分布于可以划定范围的几个中心，它也会从某一点开始，少到无法执行功能。戈尔茨在活体实验中以高超的技能取出狗的整个大脑。他得出的结论是，只有在这种情况下，狗的注意力和记忆力才会消失，并逐渐沦为只知道进食的反射机器。

1881 年的一次国际性会议要对此做出定论。费里尔甚至展示了一只被他动过刀而丧失听力的猴子。在他的同僚们确认了猴子的感官缺陷后，这只实验动物被杀死并剖验。费里尔确实通过大脑上的一个微小切口就能移除猴子的听力。这证明了大脑定位理论，就连戈尔茨也"在这一点上……完全同意弗卢龙的观点"，[100] 但是他并没忘记给自己留一条后路："另一方面，总还是存在这种可能性，大脑皮层并非处处具有同等价值。"最后，从他笔下流露出了针对反对者的可疑论调，尽管保持了一定的克制，仅使用了一个轻蔑的形容词："虽然将大脑皮层分隔为具有严格特定功能的小中心的理论看上去站不住脚，但这个或那个部分倒是可能优先行使某种功能，也倒是可能在一定程度上存在一些'模糊不清'的中心。"

今天的大脑研究者认为，菲尼亚斯·盖奇受损的额叶具有一种监督功能。研究者以现代立场对这里进行计算、比较和分析，以期获知大脑中正在发生些什么。前额叶皮质有对行动计划提出异议的权利。所谓额叶抑制就是确保能够抑制冲动和情绪，使其不必付诸行动。儿童在发展过程中的此功能障碍有可能导致诸如注意力缺陷过动症①之类的病症。另外，外伤或中风类疾病引起的额叶损伤也被称为"菲尼亚斯·盖奇综合征"。

语言——大脑最高贵的能力

* * *

唯物主义的怀疑将加尔赶出维也纳并横跨全欧洲地迫害于他，但自然科学世界观在 19 世纪中期却获得了越来越多的定义权。唯物主义作为越来越强势的理性意识的运动形式占据了主导地位，它的支持者再也不被辱没为颠覆政府主义者和无政府主义者了。卡尔·马克思一语中的地提出，并非意识决定存在，而是存在决定意识。[101]那个时代的社会存在由技术革命所决定。机械踏上了胜利之旅，他们远超人力、持续不断的生产力证实了自然科学的认知概念。在马克思将存在和意识的关系从高高在上的唯心主义转移到脚踏实地的唯物主义的两年之后，查尔斯·达尔文甚至可以在这个时间点公然亮出一种否认人类特殊地位的理论。正如尼古拉·哥白尼（Nikolaus Kopernikus，1473—1543）移除了地球作为宇宙中心的地位，达尔文向他的同类宣布：人类也不过是动物的一种而已。

人类只具备唯一能使自己从动物界脱颖而出的特征：语言能力。

---

① 注意力缺陷过动症（ADHD），英文全称为 Attention deficit hyperactivity disorder。——译者注

亚里士多德将人类描写成"会说话的动物"时就已经指明了这个独有特征。加尔想要在他的大脑布局里给语言分派一个严格指定位置的实验失败了，一部分因为他的理论缺乏可靠的证据，一部分因为法国大革命之后的封建政治复辟，还有一部分要归咎于科学界本身的守旧主义。然而，1861年时机成熟，唯物主义占据了人类唯一性的最后这座堡垒。

1861年4月11日，法国外科医生和解剖学家保尔·布罗卡（Paul Broca，1824—1880）在法国南部比塞特尔医院自己的科室内接诊了一位新病患——莱沃尔涅先生，因命运不济，21年来他一直苟活于收容所。他从青少年时代起患有癫痫，30岁时患上了严重的语言障碍，最后只能发出"董"①这个音节。到了40岁，先是他的右臂不听使唤，接着是右腿。此时，这位时年51岁的患者已经因为半身不遂卧床7年了；更为严重的是，他麻痹的右腿发生了急性细菌感染。

布罗卡对这位因其语言缺陷而得名的"董"先生进行了全面检查。患者能够听懂别人的话，当布罗卡对他说出数字时，"董"就会伸出相应数目的右手手指。他甚至能描述自己身体麻痹的过程，他先指指舌头，然后是右臂和右腿。布罗卡仔细检查了他的舌头，舌头可以工作，面部肌肉也完全正常。"董"先生懂得用聪明的方式——手指比画帮忙，显然他指的并不是患病初期的舌头麻痹，而是语言的丧失。（在拉丁语中，语言和舌头这两个紧密相连的事物都用一个词 lingua 表示。）

---

① 德文为"Tan"，其法语发音约为"Dong"。——译者注

不到一周，"董"先生就去世了。布罗卡虽然对他饱受折磨的患者无能为力，却能够使其为大脑研究贡献力量。他剖验了"董"先生的尸体，取出其大脑，以解剖学家的视角来观察它。他一眼就注意到前侧脑叶的异常，第二天就向自己三年前呼吁成立的巴黎人类学学会做出了报告："人类最高贵的能力，比如构建对语言的正确理解的能力、评判能力、反应能力、比较能力和抽象能力，都位于前侧大脑的脑沟回上。"[102]

他携带着保存好的"董"先生的大脑，以便把他的发现展示给他那些充满好奇、认真聆听的观众。他把病患语言能力的消失归咎于左侧额叶第二和第三脑沟回那里显而易见的损伤。尽管大脑的其他区域也存在着缺陷，但这里的受损程度却是最大的。此外，"董"先生的大脑萎缩严重，重量只有987克，比他同龄同性别人的大脑轻了将近500克。

一起个案当然还不足以使布罗卡的猜测成为定论。这位雄心勃勃的医生工作的地点恰好非常适合，因为比塞特尔医院从17世纪中期以来就一直被用作精神病患者的收容站（值得一提的是，直到1836年监狱区关闭，精神病患者和罪犯是不做区分的；同性恋既被归入精神病患者，也被划为犯罪分子之流）。[103] 1861年，一位股骨颈骨折的患者雷龙在这家医院被介绍给了布罗卡。除了骨折，这位48岁的患者一年半以前中风过一次，这之后他一直饱受多种脑功能缺失之苦。从那之后，雷龙先生就只能说出五个单词，但是他能听懂布罗卡提出的所有问题。当布罗卡问患者是否知道怎么写字时，他给予了肯定的答复；但问他是否还会写字时，他却否认了。关于孩子的数目，他给出的答复是"三个"，却同时举起了四根手指；当布罗卡问他其中有几个是女孩时，他又回答"三个"，同时举起了两根手指。最后，这位医生又问到雷龙先生的职业，他比画出铁锹的形状，并且做出抓铁锹和前后摆动的动作，表示自己曾是一名挖掘工。

这恰恰是布罗卡要研究的病症。雷龙并没有丧失语言，只是失去了将单词组合说出口的能力。他的语言和手势在孩子数目问题上的偏差尤其生动而明确地表明，他完全知道该说什么，只是无法形成对应的单词。两周后，雷龙死于股骨颈骨折，布罗卡马上对他的大脑进行了剖析。其大脑损伤程度要比"董"先生小，并且占据着可以清晰界定的区域。于是，布罗卡将运动性语言中枢定位于左脑半球前侧的第三脑沟回，因为两位患者都曾苦于语言表达能力的缺失。相对地，语言理解能力应该位于其他区域，但要确定这一点就困难得多，因为这个区域受损的患者应该完全无法理解别人的话。布罗卡把这种综合征命名为"运动性失语症"（Aphemia），并将其定义为"基于说话所需肌肉组现有功能的语言障碍"。[104]

大脑研究史对此不留情面的讽刺马上就要掀起一个出人意料的高潮。"Aphemia"这个概念所限定的症状区，却因为另一个名称"Aphasia"（译作"失语症"）而无法得到认同，后者是由法国内科医生阿尔芒·特鲁索（Armand Trousseau，1801—1867）提出的。可反过来说，他的研究属于另一个层面，与布罗卡又不会形成对立。特鲁索的诊所收录了135起病例，患者们虽然丧失了语言能力，但前额叶不见损伤。

  鉴于 2∶135 的悬殊比例，任何关于布罗卡定位理论正确性的进一步讨论想必都是多余的，更何况当时在自然科学界还一直持续着关于大脑皮层作用原理的争论。19 世纪上半叶，颅相学因其不入流的方法使大脑定位理论名声不再；在这种情况下，以弗卢龙和戈尔茨为代表的不将大脑区分为单独中心的观点才得以立足。即使费里尔曾在很大程度上打击了定位理论，但它依然有自己的追随者。无论如何，布罗卡还是凭着他"寒酸"的数据库得到了认可，并且为大脑研究开拓了蓬勃发展的定位论领域。

  这一引人注目的事态，照亮了科学往往因为轻视逻辑性和一致性原则而走上的错综复杂的小路。当然，布罗卡的声誉也起到了一定的作用。他是享受高额津贴的病理学与临床医学教授，发表过百余篇大脑研究领域的文章，是具有非凡影响力的人类学学会的创始人、主席和终身评议员。[105] 然而，根本的原因在于唯物主义最终得到了广泛认同。19 世纪下半叶，勘测世界的工程正式启动。万物都有自己的位置，就像自谷登堡以来作为领先媒体的书籍以其基础字母排版做出的示范。这不仅适用于对殖民地的探索，也同样适用于各种族人类、动物种属、技术发明以及工作岗位上的社会性组织。以电生理学领域埃米尔·杜布瓦-雷蒙的倍增器为起点的科学精确性要求，也体现在智慧能力在大脑皮层上的精确定位。在这种时代精神的背景下，比起科学界的不想认同，将运动语言中枢定位于唯一的脑沟回更为诱人，甚至可以说不可抗拒。在这种情境下，对形势有利的两个病例就比对其不利的 135 个病例要有分量得多了。

技术革新再一次推动大脑研究形成新的理论比喻。19世纪上半叶，亚历山大·冯·洪堡创立了科学地理学，他通过平版印刷发展出制作和复制地图的新方法。对其他国家的勘测成果被小心翼翼地描绘下来，每一处都不放过。在这种情况下，将大脑研究的对象比作地图就再理所当然不过了。

被看作零配件仓库的大脑半球

* * *

来自布雷斯劳[①]的神经病学家卡尔·韦尼克（Carl Wernicke，1848—1905）和布罗卡一样，通过微小的数据库得出成果。被精神疾病现象所吸引，他和西格蒙德·弗洛伊德（Sigmund Freud，1856—1939）师从维也纳国立精神病研究所病理学主任特奥多尔·迈内特（Theodor Meynert，1833—1892）。在布雷斯劳当助理医师期间，他于1873年10月7日接触到一个身体和精神状况都非常糟糕的入院患者："她躺在床上，呻吟不断，整个身体都裹在被子里，大小便都在床上解决。"[106] 照顾她的护士一开始怀疑这位75岁的苏珊娜·罗特尔根本听不见，因为她听不懂别人在跟她说什么。与之相反，在韦尼克看来，她的词汇量倒是正常，但她极少说话；偶尔说起什么，她也会混淆单词和习惯用语。有时候她能正确地说出"我从心底里感谢你"（"Than

---

① 布雷斯劳（Broslau），自1945年起是波兰的一个城市，在此之前它属于德国。——译者注

you very warmly"），接着又是"我相当感谢你"（"I thank you quite badly"）①，她对韦尼克说"您是位很好的绅士"，马上又接着说"我的女儿，或者我的儿子②，无论叫什么都是一样的"。[107] 在对这位女士进行了几天的观察和全面倾听后，韦尼克找到了答案。她并没有聋，而是患上了一种综合征，这种病症似乎可以被看作布罗卡所描述损伤的对立面。与"董"先生不同，她能说出话来，但是这些话既无逻辑，也无意义。患者入院两个月后死亡，随后的尸体解剖显示，大脑皮层左侧额叶第二和第三脑沟回，即布罗卡认定为运动语言中枢的所在，完好无损；而"颞叶的第一脑沟回整个变成了黄白色的粥状物"。[108] 韦尼克认为这里就是感觉语言中枢所在的位置，它通过神经纤维与运动语言中枢相连，从而在语言表达过程中与之相互交流。

随着成像技术的应用，现代大脑研究不再局限于病变研究，而是在语言加工过程中对健康大脑进行观察。以各自发现者名字命名的布罗卡区球和韦尼克区域仍然被认定为语言理解和语言输出的重要场所，尽管还增加了广泛分布于大脑皮层的其他区域。另外，位于大脑皮层下方的区域也有可能参与语言加工。

并非所有被韦尼克诊断为感觉失语症的病患都以被解剖告终。有些患者的症状得到了改善，甚至完全消失。至于每个痊愈患者的头盖

---

① 原文为："Ich danke recht geblich."这句话译为中文似乎没有问题，但最后一个单词"geblich"在德语中并不存在，应该是患者把"bleichen"（"漂白""褪色"）过去式"blich"与过去分词"geblichen"混淆乱用了。而且，无论是"blich"还是"geblichen"在这个表达里都是多余的，也毫无逻辑。——译者注
② 这里"女儿"或"儿子"并不一定是患者提及自己的女儿或儿子，根据上下文，应该是她对韦尼克的称呼，但是在"女儿"和"儿子"之间拿捏不定。——译者注

骨下发生了什么，这位布雷斯劳的医生也只能去猜测了。大脑区域的损伤有可能逐渐消失了，但是从他对其他患者的解剖结果来看，这种可能性微乎其微。如果对大脑皮层堪称完美的对称性进行观察，另一种阐释反而更为接近：运动和感觉语言中枢都发现于左侧大脑半球，而右侧半球具体到每一条脑沟回都与左侧完全一致，那么它很可能会承担那些由于左侧脑沟回受损而丧失物质先决条件的功能。这样看来，两个大脑半球应该可以做彼此的零配件仓库。

布罗卡也陷入了深思，因为他在解剖一位女患者的过程中完全没有找到运动语言中枢，而她在有生之年绝不曾遭受过语言障碍之苦。布罗卡猜测，这个区域在这位女士的大脑发育过程中没能形成，因为缺少了那条通常情况下为该区域提供营养的动脉。那为什么这位女士仍然能够说话呢？布罗卡在其右侧脑半球发现了左侧缺少的那条脑沟回。他由此得出结论：左侧脑半球负责语言，然而在特定条件下，位于右脑的同形区域也可以承担这个功能。布罗卡认为，在这个案例中，其右脑占统治地位的外在表现在于这位女士是左撇子。

韦尼克走向了与布罗卡相同的方向，殊途同归。布罗卡发现的前额语言区域障碍，大多数情况下伴随着程度较重的普遍性损伤，而感觉语言中枢缺损带来的负面影响相对较小，因而另一侧脑半球较容易弥补该区域的缺陷。这种大脑功能对患者而言是可喜的，但并没有令研究失语症整体症候群的工作变得简单，因为感觉性失语症"可能很早就发生并显示其症状了，只不过另一侧脑半球在此期间承担了左侧颞叶的功能"。[109]

两个大脑半球分担功能的迹象越来越多。然而，要最终得到认定，除了弗卢龙的等位理论，还必须迈出勇敢的一步。人类的高级精神能力位于彼此区别的两个不同脑半球，持有这种观点的人可能会陷入对于双重灵魂的疑问。出于这个原因，笛卡尔于 250 年前就在寻找一个可以一力容纳两个灵魂的所在，不会因为具有双重性而违背灵魂不可分的基督教教义，进而落得不符合资质的下场。仔细想来，自然科学家们似乎克制得令人惊讶，因为基督教会本身都不介意对本质上不可分的上帝进行分割，并将其以三位一体的形式呈现给忠诚的仆众。圣父、圣子、圣灵可以共同，也可以单独形成本质相同的神性。尽管勤劳的神学家们花了 350 年，才完成了这个在形式上具有逻辑性的、彼此分化又平等统一的伟大理论（"三一神论"形成于 325 年尼西亚第一次基督教大公会议与 675 年托莱多基督教大会之间），但从那以后，神父和信徒们都能驾轻就熟地对此津津乐道了。

自然科学家们对左右大脑半球异质性的证明已有 50 年之久，出于某种难以探究的原因，这种观点一直遭到反对。法国神经科医生马克·达克斯（Marc Dax，1771—1837）去世的前一年还在蒙彼利埃南部大会上向同僚们介绍了左脑损伤的病例，这些患者们都失去了部分语言能力，尽管他们右侧大脑皮层完好无损。最终达克斯论据充足的演示却不了了之，如果不是他的儿子居斯塔夫（Gustav，1815—1893）沿着他的足迹走了下去，这位法国人恐怕就会湮没于为历史所遗忘的无情黑暗之中。居斯塔夫发表了父亲在这方面的工作成果，并且通过自己的工作强化了其父关于语言能力位于左脑的理论。在布罗卡和韦尼克也发现语言区域主要位于左脑之后，大脑科研圈"普遍认同左脑是智慧的、教养良好的、本质人性化的一侧，而右脑被看作是不文明的、情绪化的、黑暗的一侧"。[110]

那么左撇子呢？如果布罗卡没有弄错的话，在他们身上应该是右脑更具主导性。那些用左手写字并且和惯用右手的人一样灵活的人不应该更狡猾和粗野吗？而大多数情况下人们所观察到的不是恰恰与此相反吗？也就是说，他们多半拥有超出平均水平的智慧和文明程度。

大脑研究也延续着这样的原则：每当一个问题被回答，就会出现许多新问题。这样一来，人类永远也到达不了终点，永远也无法完全了解大脑。与此同时，人类从自然科学角度对大脑进行的研究在 19 世纪末取得了重大进步。脑室作为精神功能所在地的地位无可挽回地被罢免，取而代之的是大脑皮层。两个语言中心已经被确定下来，其他的也将紧随其后。然而，即使可以给每一种人类能力在大脑皮层或其下分派一个位置，也几乎无从得知大脑是如何产生这些能力的，因为科学家都是从一种功能的缺失来推断出这种功能的结构基础。虽然人们可以通过这种方法解释这些功能通常是在哪里执行的，但是这个"如何"却不能由此得到解释。

19 世纪的大脑科学家也褪去了"动物精神"的魔力，取而代之的是只沿着神经轨道流淌的生物电流，然而人们对其运作原理也知之甚少。生物电流是怎么在机体内传播的？这里毕竟不像电报局，没有"巨大的铜丝网"[111]。这样说来，即将到来的技术百年还要对不少问题做出解释，许多答案即将出现——但更多新问题也将被提出。

第四章

现代

精神存储于化学"积木盒"
还是电脑里？

神经系统中的"电缆"损坏

* * *

这一阶段，大脑研究的时机是再好不过了。新世纪的第一年，阿尔弗雷德·诺贝尔基金会开始运行。诺贝尔的遗嘱规定，该机构旨在挑选为人类做出巨大贡献的科学家。这位天才发明家通过他的355项专利获得了巨大财富，他认为"巨大的遗产是种灾难，只会使人类变得麻木不仁"。[112] 他希望他的亲朋能免于这种命运，于是将其遗产作为基金并以其银行年息奖励当年在化学、物理学、生理学、医学、文学领域，以及为人类和平做出最大贡献的学者。诺贝尔没有将数学家考虑在内，这很可能是终身未娶的他对瑞典数学家米塔-列夫勒（Mittag-Leffler，1846—1927）抢走自己爱人的小小报复。

诺贝尔奖从1901年起开始颁发，第六届就有奖项颁给了大脑研究领域。"诺贝尔生理学或医学奖"首次同时颁发给两位科学家——卡米洛·戈尔吉（Camillo Golgi，1843/1844—1926）和圣地亚哥·拉蒙-卡哈尔（Santiago Ramón y Cajal，1852—1934），他们是竞争对手，在科学领域甚至是敌人。造成二者分歧的是他们对神经元微观结构互为矛盾的构想。在阿尔弗雷德·诺贝尔的诞辰，于斯德哥尔摩音乐厅举行的颁奖礼上，他们第一次碰面，二人都表现得很好斗。拉蒙-卡哈尔对瑞典皇家科学院的决定表示出抱怨："将个性矛盾的科学领域宿敌像肩膀长在一起的暹罗双胞胎①一样绑在一起，这是多么残酷的宿命般的讽刺啊！"[113]戈尔吉也不乐意共享奖项，他跟拉蒙-卡哈尔一样，要求由自己独立获奖。他在发表演说时也相应地表达了对拉蒙-卡哈尔理论的强烈嘲讽，认为其理论应该被立刻"打入冷宫"。当两位科学家再度分道扬镳时，拉蒙-卡哈尔极为高兴。他说戈尔吉是他所认识的"最自以为是和自我吹嘘的人之一"。

医生及解剖学家鲁道夫·菲尔绍（Rudolf Virchow，1821—1902）以"一切细胞来源于细胞"的论断为整个细胞科学指明了决定性的方向。[114] 1858年，他以自己的信条摒弃了一切活细胞（类似于晶体）的出现源于液体的解释模型。从这时起，适用的理论是：每个细胞都是从已有细胞中长出来的。这在逻辑上形成了一个被称为"无限回归"的问题。如果每个细胞都产生于已有细胞，那么即便一代代地往回追溯也到达不了原始细胞。那通过分裂不断形成后续细胞的第一个细胞又是怎么来的呢？上帝造物的可能性不久前才被达尔文排除了，那么活细胞自始至终都是存在的吗？

生物学家们可不操心这个哲学问题。他们可以观察到新细胞是怎

① 暹罗双胞胎，连体人的代名词。1811年暹罗（今泰国）诞生了一对男性连体婴，一个叫恩（Eng），一个叫昌（Chang）。19世纪的医学技术无法使两人分离开来，于是两人顽强地活了一生。1829年被英国商人罗伯特（Robert Hunter）发现，邀入马戏团，在全世界各地表演；与马戏团契约结束后，1839年他们访问美国北卡罗来纳州威尔克斯博纳（Wilkesboro）的马戏团团长巴纳姆（Phineas Taylor Barnum），后来成为"玲玲马戏团"（Ringling Brothers and Barnum and Bailey Circus）的台柱，最后成为美国公民。两兄弟在美国置产，买了黑奴，改名为邦克（Bunker）。——译者注

么通过旧细胞的分裂而产生的。很显然，这个基本原则从受精卵开始就统治着整个身体，直到个体死亡。所有组织都通过这样的方式形成，菲尔绍指出，甚至病理变化也是由细胞分裂引起的。因此，神经组织也是由单个细胞组成的。

神经节细胞的特性引起了奥托·黛特斯（Otto Deiters，1834—1863）的注意，他是菲尔绍的学生，可惜 29 岁就英年早逝。他使用稀释的铬酸溶解牛脊髓中的神经细胞，并将其染成绯红色。通过这种方式，他发现了两种不同类型的极小突起是怎么从细胞胞体中伸展出来的。他将这种大量的细小树状突起命名为原生质突起，还有一个单独的不分叉的突起被他称作主轴突起。

解剖学家约瑟夫·冯·格拉赫（Joseph von Gerlach，1820—1896）想要进一步观察神经细胞的这些树杈状突起是如何通到被他称为"纤维毡"的细密网状物的。这种"纤维毡"应该是自成一体，由神经纤维组成，但又不属于任何细胞体。格拉赫猜测，外部构成神经组织的神经纤维，应该类似于菲尔绍的细胞学说观点，产生于已经存在的神经纤维。

对于这一点的观察和猜想由于方法有限而逐渐销声匿迹。一方面，制作标本的方法难以令人满意。一部分标本由于脱水体积缩小达40%，而其他保存在水、酒精或者血清中的标本体积会增加或者在加工过程中发生结构改变。因此，相同的标本会以完全不同的方式呈现，其结果也几乎毫无可比性。由于缺少所有研究者都认可的标准，每个人都尽其所能地各行其是。另一方面的问题是由显微术带来的。通过目镜可以清晰地观察到细胞整体，并且可绘图存档。但是要观察神经节上平均 1 微米大小的突起，目镜分辨率就逐渐到达了极限。树杈状突起及"纤维毡"的结构特征都到达或者超过了这个极限。除此之外，人们为了识别结构，必须把标本染色，然而大多数时候并不能看清染料都附着在了哪些结构上。

一种新技术带来了局势的明朗化。在伦巴地的一个小收容所工作，对意大利医生卡米洛·戈尔吉来说，显然不能才尽其用。总之，他在自家厨房研究起了神经细胞。应该是雇用工作和科研工作交替的这种独特节奏赐予了他的大脑研究一种新的染色法。戈尔吉将一些标本在重铬酸钾溶液中放置数日，然后将它们浸入硝酸银中。这时他简直不敢相信自己的眼睛，他成功实现了神经细胞浸染，并显示出令人难以置信的生动效果："在完全透明的黄色背景上出现了稀疏分布的黑色纤维，有的光滑细小，有的粗厚多刺……就像透明日本宣纸上的水墨画，一切都简单、清晰、互不混淆。"[115] 如果这番对"黑色反应"（意大利文：reazione negra）结果的欢快描述来自于他的亲密敌人拉蒙-卡哈尔，那就绝对值得信任了。黑色的着色一直延伸到诸多突起和各个组织纤维，由于颜色对比鲜明，它们此刻在显微镜下更加清晰可见。戈尔吉染色法迅速成为神经细胞生理学的标准化方法。戈尔吉给神经组织的薄切片染了色，用他的方法证实了格拉赫基于直觉而非事实基础的理论。观察结果表明，黛特斯发现的神经细胞突起相互连接并且交织成网，即所谓的网状神经。因此，这种解释模型的追随者们也被称为网状神经理论者。

反对派们激烈地反驳这种理论，并且硬说戈尔吉的大胆诠释是建立在人造品的基础上，与现实毫无关联。他们认为戈尔吉所提出的网状结构只是网的假象，这其中是无可救药的混乱。假设在其他情况下彼此独立的神经细胞末端偏偏在这团由突起和分叉形成的混乱中相触的可能性极小。持这种态度的中心人物是我们已经提到过的拉蒙-卡哈尔，他用戈尔吉染色法得出了与那位意大利宿敌完全不同的结果。他认为，神经细胞各自独立工作，彼此之间没有物理联系。相应地，这个理论的代表被称为神经元理论者。

但这个称谓是在柏林解剖学家威廉·冯·瓦尔代尔（Wilhelm von Waldeyer，1836—1921）为专门产生和传导刺激的细胞起了后来常用的名字"神经元"（英文：Neuron）之后才有的。这位兴趣广泛、本身却不在大脑研究领域工作的科学家对概念有着敏锐的感觉，他还创造了一个新词"染色体"（英文：Chromosome）。"神经元"这个划时代的词是与希腊语中"神经"对应的词，瓦尔代尔在刊登于《德意志医学周刊》的一篇文章当中首次使用它，文中他站在神经元理论者的一边辩论道："神经系统由大量在解剖学和基因学上都彼此毫无关联的神经元组成。"[116] 除此之外，瓦尔代尔还使用了瑞士解剖学家威尔赫尔姆·希思（Wilhelm His，1831—1904）引入的术语"树突"来代替拗口的名称"原生质突起"。当解剖学家阿尔伯特·冯·科立克（Albert von Kölliker，1817—1905）将黛特斯发现的第二种神经元突起——主轴突起缩略为"轴突"（英文：Axon），即希腊语中的"轴"时，大脑和神经理论的基本概念就在细胞学的基础上建立起来了。

奥古斯特·福雷尔（August Forel，1848—1931），举世闻名的位于苏黎世的博格霍兹利精神病诊所所长，进行了一项实验，试图解决网状神经理论者和神经元理论者在 19 世纪的争端。他切断了一只豚鼠的面部神经，然后检查其大脑中的所属区域，并且找到了被认定为正在衰亡的细胞。他的结论是：被切断的神经纤维一定直接属于那些正"驾鹤西去"的大脑细胞。"然后，整个组成部分、全体神经细胞都丧失功能，它们逐渐死亡，就像面部肌肉一样，只不过非常缓慢。"[117]这个结果作为强有力的论据来反驳独立"纤维毡"的存在，而后者正是网状神经论者的理论基础。

网状神经理论者当然不会轻易放弃。他们认为福雷尔的实验不可靠，其证据力也遭到质疑。无论如何，这些学者们是不会接受他作为评判员的，因为他越来越感觉自己属于神经元理论派的。福雷尔继续用戈尔吉法进行了一系列实验，并且在染色过程中尤其关注神经细胞突起。与戈尔吉不同的是，他并没发现这些突起与其他结构有任何连接，因此他断定神经末梢是独立的。

网状神经理论者用拉蒙-卡哈尔、瓦尔代尔和其他神经元理论者所支持的概念提供了一个不利于己方理论的论据。自从杜布瓦-雷蒙使"动物精神"的设想成为多余之后，大脑学者们就认同刺激的传导是以电流的形式发生的。网状神经理论者将神经纤维理解为电缆，将"纤维毡"理解为一个巨大的电缆网络。就算只为了使信号能够通过，各路纤维也必须彼此连接，同时也与神经元相连。否则的话，他们质问神经元理论者，应该怎么处理神经系统中的信号传输？为了发挥功能，电流传输在任何位置都不允许中断，这一点杜布瓦-雷蒙再清楚不过了，当他用几公里长的金属丝缠绕线圈时，一直担惊受怕于电线断裂，导致几个月的工作功亏一篑。那么神经系统又是怎么在无数线路中断的情况下完成高度复杂的任务的呢？

这个问题本来必须由神经元理论者回答，但事实并非如此。1897 年，英国生理学家查尔斯·斯科特·谢灵顿爵士（Charles Scott Sherrington，1857—1952）为他们提供了一个概念，这个概念有望解决神经细胞之间的接触问题。在迈克尔·福斯特①的《生理学教科书》中，从天而降了一个魔法词："一个神经细胞与另一个神经细胞之间的特殊联系可以被称为突触（英文: Synapsis）。"[118] 对这个词的创造，谢灵顿也使用了希腊语，"Syn"表达了"一起"的含义，"haptein"代表"抓，握住，碰触"。这个概念最先不过是描述了神经元理论者们所设想的过程。神经细胞在结构上是封闭的，它们既不与其他神经元也不与纤维结构相连。尽管如此，它们之间仍然能够取得联系。对于"它们如何做到"这一被紧咬不放的问题，神经元理论者们现在可以用他们的新魔法词来回答了：通过"突触"！如果进一步被问到，这个突触是个什么神奇的存在的话，神经元理论者也不得不承认，这还只是一个概念，并不是从观察中获得的现实。不过，到了 20 世纪，突触却被看作现实，这一理论获得迅猛发展，并最终通向了诺贝尔奖的殿堂。查尔斯·斯科特·谢灵顿爵士于 1932 年获此荣誉，但是他也必须与人共享。不过，这次两位诺贝尔奖得主之间不存在敌对关系。因为另一位获奖者，英国人埃德加·阿德里安（Edgar

---

① 迈克尔·福斯特（Michael Fostor，1836—1907），英国生理学家，他在组建剑桥大学生物学院方面发挥了重要作用，并担任英国皇家学会秘书。——译者注

Adrian，1889—1977）[①]，认为自己也是一位神经元理论者，他研究的是从感觉器官到大脑的刺激传导，EEG[②]也是因他而在学术界流行起来的。

网状神经理论早就退出了历史舞台。谢灵顿领取了半阔诺贝尔奖之后，大脑研究学者也变成了神经科学家，尽管通过突触进行的信号传输尚未得到解释。谢灵顿的寿命很长，但他仍然没有等到两个神经突触之间的空间被发现的那一天，这个空间后来被他的同僚们命名为"突触间隙"。[119]就连一个可信且具有实验合理性的"突触传导刺激"的理论也是在他死后才被公开提出的。这位诺贝尔奖得主在获奖一年后走上了杜布瓦-雷蒙的认知批判道路。谢灵顿这样理解杜布瓦-雷蒙的无知论："但是，从严格意义上讲，我们必须认为心智与大脑的关系不仅没有得到解决，而且还没有建立起最初的基础。"（"But, strictly, we have to regard the relation of mind to brain as still not merely unsolved but still devoid of a basis for its very beginning."[120]）

电流如何跨越突触间隙

* * *

如果电流果真是有机体内调动一切的力量，那就一定要问一个问

---

① 埃德加·阿德里安，英国电生理学家，曾任剑桥大学教授、英国皇家学会会长。他和查尔斯·斯科特·谢灵顿，因"关于神经功能方面的发现"共获 1932 年诺贝尔生理学或医学奖。——编者注

② EEG，Electroencephalogram 的缩略语，脑电波，记录大脑活动时的电波变化，是脑神经细胞的电生理活动在大脑皮层或头皮表面的总体反映。——译者注

题：它是如何精准到达工作地点的？为何有的人手指在钢琴的黑白键上灵活翻飞就弹奏出《哥德堡变奏曲》的旋律，而不必因为体内持续的电流短路而中断演奏呢？德国生理学家及枢密院义务顾问尤利乌斯·伯恩斯坦（Julius Bernstein，1839—1917）思考着这个问题，他想出的结果是：神经一定像电报局的电缆一样被绝缘层包围着。电报局正是他的老师杜布瓦-雷蒙为大脑所做的比喻。然而，生物组织的绝缘原理毕竟与技术层面上的不同。伯恩斯坦猜测，带正电荷的离子能够穿透神经膜，而负电离子不能。由于异电相吸，正电离子被神经内的负电离子捕获到膜壁上。此外，正电离子越来越难向外逃逸，因为它们的数量越少，神经内部的负电离子对其吸引力就越强。通过这种方式，外部的正离子和内部的负离子在某一点上达到平衡。正（外部）负（内部）电荷之间的差异——和电池一样的道理——带来电位差，也就是杜布瓦-雷蒙测量到的神经静态电流。

　　和前辈们一样，伯恩斯坦也在青蛙腿上进行实验。但是只要蛙腿神经处于被激活状态，就会产生一个让他百思不得其解的现象。当他对蛙腿神经施加刺激，正向静电就会改变极向，也就是变为负电。这怎么可能呢？但多次重复测量得到的总是相同的结果。杜布瓦-雷蒙也曾描述过这种特性，并将其理解为如术语所说的"负向波动"。伯恩斯坦想了多种可能的解释，但每一种都难以令人满意。要么是负离子还是能够透过神经的绝缘膜壁溜出去，从而导致正向的静态电流变换成负向的动态电流。但如此一来，伯恩斯坦就不得不宣告他的离子理论的谬误性，因为这个理论的基础就是负离子无法突破神经膜的障碍。

要么就是他的测量有误。那么他是该怀疑作为理论家还是作为实验者的自己呢？这无异于在黑死病与霍乱中做出选择。伯恩斯坦最终选择否定作为实验者的自己，并将负电压解释为测量错误：在神经受到刺激时，电流只是相对为负，但并不是绝对的。他校准了电流计，使其在神经活动期间的最高负电压只能达到 0 伏特，通过这种方式他达到了预期效果，就像魔术师的小把戏一样。

这种刻意更改测量数值来适应理论的行为有多大的误导性，伯恩斯坦的思考就表现出多大的预见性。"所有电流即便不是完全相同，也都有着类似的成因；根据构成器官的细胞起支配作用的构造条件和化学成分，它们以不同的力量和强度出现。"[121] 自 20 世纪初以来，从化学维度解释电或者从电的维度解释化学都被视为可行的解释方法。

然而，突破指日可待。在工业革命的进程中，测量仪器变得越来越精准。但是为了真正找到刺激过程的成因，还需要从神经细胞本身漏出的电，最好是来自具有唯一性的那个部位的细胞，即能产生刺激的轴突。自伽伐尼以来就被用作电生理学标准标本的青蛙大腿是不符合要求的。尽管人们对神经上的实验已经得心应手，但要深入结构直至细胞水平，还缺少可行的办法。1936 年，英国神经生理学家约翰·扎卡里·杨（John Zachary Young，1907—1997）在枪乌贼体内发现了一个超乎寻常的巨大轴突，形势得以扭转。这个神经元突起肉眼可见，直径将近 1 毫米，比任何哺乳动物的都要粗上许多倍。

艾伦·劳埃德·霍奇金[1]（Alan Lloyd Hodgkin，1914—1998）以及生理学家安德鲁·菲尔丁·赫胥黎（Andrew Fielding Huxley，1917—2012）和约翰·卡鲁·埃克尔斯[2]（John Carew Eccles，1903—1997）开始对这根"巨型轴突"进行研究。他们可以将探针直接插入这根轴突，这就使得精确测量成为可能。他们在轴突四周使用不同种类和浓度的离子进行实验，直到终于可以从纯化学角度来解释动作电位的产生。也就是说，带正电荷的钠离子首先流入膜内形成正电压，带正电荷的钾离子继而大量流出膜外，接着膜电位倒转，从正变为负。

霍奇金、赫胥黎和埃克尔斯以他们的理论进行了精确的数学建模。然而，他们仍然观察不到离子在细胞及其运行环境中来回进出的机制。他们猜测在细胞壁上存在着微小的、根据离子类型做出调整的通道，它们随电压变化做出反应，在电压到达特定阈值时打开或关闭。1963年，霍奇金、赫胥黎和埃克尔斯因解释"神经细胞膜外周及中枢区的兴奋与抑制过程中的离子机制"而获得诺贝尔奖，早在这之前，这些高选择性的通道就被确切发现了。

到20世纪中叶，大脑研究领域出现了一个新的比喻，这是迄今为止极具影响力的构想：大脑以化学积木盒的方式发挥作用，而大脑化学似乎是解锁器官的密钥。在这种情况下，传输器的概念发展了起

---

[1] 艾伦·劳埃德·霍奇金，英国生理学家和细胞生物学家。因对神经细胞电兴奋的开创性研究而获得诺贝尔生理学或医学奖。——编者注

[2] 约翰·卡鲁·埃克尔斯，澳大利亚神经生理学家。1963年因在突触研究方面取得进展而获得诺贝尔生理学或医学奖。——编者注

来。早在 1921 年，德国-奥地利药理学家奥托·洛伊维（Otto Loewi，1873—1961）就从对心脏跳动起抑制作用的蛙心迷走神经中获取了一种物质，他将这种液体物质注入一种食盐溶液①，这种溶液中有其他的蛙心在跳动。接着，这些蛙心搏动变慢，这就证明，神经系统的兴奋以化学传递的形式发生。后来，这种递质被证实是乙酰胆碱。洛伊维自称这个既简单又完美的实验是在他梦里出现的。他激发了一个全新的科研分支，由于纳粹的反犹太狂潮，这个分支首先在美国得以绽放光彩。被关押进集中营几周之后，这位 65 岁高龄的犹太人逃往美国。在这之前，他被迫向纳粹分子开放了自己的银行账户，那里存有诺贝尔基金会于 1936 年颁发给他的奖金，这是给予一位科学家的最高荣誉。

洛伊维的发现也最终消除了戈尔吉和拉蒙-卡哈尔之间长期以来存在于大脑研究领域的争议。神经元理论者只需要再解释，如果神经元确实是封闭的细胞，那么神经冲动是怎么传递到突触的。由于突触间隙的存在，电流传递必定不现实，因为电荷不可能从膜内跳过去，电流传导过程中的"电缆"损坏会引起明显痛感。现在这个谜题也被解开了：神经冲动的传递不是以电的形式，而是以化学形式发生。细胞内的动作电位引起神经递质的释放，神经递质与下一个神经元对接，引起相应的离子通道开放，并且激发它以相同的方式作为。不过，如果神经细胞释放的是另一种神经递质，那么下一个神经元的活动也会

---

① 任氏液，也称复方氯化钠溶液，是一种比较接近两栖动物内环境的液体，可以用来延长青蛙心脏在体外跳动时间、保持两栖类其他离体组织器官的生理活性等。——译者注

被抑制。神经系统的两个基本调控原则以刺激和抑制的形式到达神经细胞的层面，它们详细描述着在更高级层面上早已为人所熟知的现象。人类机体不但通过刺激运转，而且同样需要与之对立的抑制作用来达到有效控制。如果屈肌紧绷时，伸肌没有伸展，手臂就不能弯曲；如果只有交感神经的刺激，而没有迷走神经的抑制，心脏就不能在运动之后再度平静下来。由于作用于突触的化学物质被发现，抑制和刺激的原理现在可以被归因到最基础的层面。

50年代中期，出现了电子显微镜，它的分辨率比光学显微镜的可高出一万倍，其应用使得突触间隙也清晰可见了。这样一来，神经元理论者不但在科学争论中取得了全线胜利（该争论在1906年诺贝尔奖颁布时达到巅峰），也因突触间隙迟来的证明而得以全面平反。这个尺寸仅为20纳米，也就是五万分之一毫米的间隙中确实不存在纤维。

大脑皮层的结构

* * *

20世纪初，实际意义上的现代进程火速开始了。人类的现实生活发生了急剧的变化：大都会形成，大规模生产开始出现。汽车的成功故事告诉我们：全民兴旺为少数人创造了更多的财富。无止境进步的乐观主义生生不息。大自然被当作人类取之不尽的资源和财富，他们毫无顾忌地对大自然进行无节制的掠夺。现在终于到了需要以理性意识的精神去完成宏图伟业的时候了。法国哲学家让-弗朗索瓦·利奥塔

（Jean-François Lyotard，1924—1998）在 20 世纪 80 年代将这一时期称为"宏大叙事"①的时代。[122] 这里叙述的不外乎整体。摆脱了教会的价值束缚之后，人类现在应该借助伟大的理想在地球上实现与天堂媲美的状态。在这个只需要伟大想法和宏大愿景的时代，大脑研究一次又一次地面临着将其知识为意识形态所用的诱惑。

就连在大脑研究领域也盛行宏伟的构思。因此，拉蒙-卡哈尔并不满足于一个神经元理论，而是想要以小见大地对大脑皮层这个整体加以诠释。自从英国解剖学家托马斯·威廉斯于 17 世纪中叶对人类大脑超比例的大小进行了分析之后，就有相当多的学者希望能在其中发现人类所特有的能力。拉蒙-卡哈尔使用其劲敌戈尔吉的染色法制作了许多极具差异的标本，并痴迷地对它们进行研究，他发现在各个独立区域内确实存在着不同类型的细胞。拉蒙-卡哈尔首先将精力集中于感官区域，即视觉皮层、运动皮层、听觉皮层和嗅觉皮层。依托于特奥多尔·迈内特（卡尔·韦尼克的老师）的发现，他假定大脑皮层是层状结构，并对上述区域中神经元的特征进行了研究。他发现，视觉区域具有"与其他皮层极为不同的特殊结构"。这里引人注目的是所谓的星形细胞，不过，"皮层的其他感官区域也各具特性"。比如，听觉皮层的特征是存在较大的纺锤形细胞和三角形细胞，而运动皮层可以通过"大量中型大椎体细胞"[123] 来辨别，嗅觉皮层的第一层在结构上格外肥厚。

---

① 宏大叙事，又称元叙事，利奥塔将其解释为以单一的标准去裁定所有差异并统一所有话语，代表的是一种总体性、普遍性的中心。——译者注

拉蒙-卡哈尔在他所研究过的所有哺乳动物身上基本上都发现了上述特征。或许是出于职责，他现在开始着手分析人类大脑皮层中的特有结构。为此，他将注意力集中于人类在动物身上寻找过却徒劳无获的那个能力：语言。拉蒙-卡哈尔琢磨出一个全新的构想，他猜测，尽管人类需要各种各样的感官才能说话，但是在这个过程中除了感觉和运动能力，应该还涉及一种更高级的能力。于是，他增补了一个被他称为"纪念中心"的概念。[124] 这是指形成记忆的那些区域，它们被细分为一级和二级记忆中心。前者存储感官印象，而后者形成不与外界现实相关联的思想和想法。拉蒙-卡哈尔称这些"纪念中心"因其内部结构的特殊性而明显区别于其他区域，并将它们分别定位于大脑两侧区域。

拉蒙-卡哈尔认为大脑皮层总体上可以被划分为三类中心，它们通过神经纤维相接而彼此维持联系。他的构想不像 19 世纪的大脑定位理论那样从个例出发，而是建立在精确的组织学研究的基础上。尽管如此，他的这种建筑结构式的研究还是激发了同僚们对大脑皮层中具体特征和功能定位的新兴趣。

受到精神病学家阿洛伊斯·阿尔茨海默（Alois Alzheimer，1864—1915）对神经解剖学基础理论研究的启发，德国神经解剖学家及精神病学家柯比尼安·布罗德曼（Korbinian Brodmann，1868—1918）首次将人类大脑皮层结构系统化。由于严格遵循解剖学标准，他成功地厘清了对大脑皮层各区域五花八门的混乱命名。布罗德曼只对细胞特性感兴趣，并将大脑皮层按照不同的结构类型进行划分。他把自己的方法以表示"细胞"的希腊词 Kytos 命名为"细胞结构学"（英文：Cytoarchitecture）。[125] 布罗德曼将其分为三个层次：最基础的是对细胞个体逐个进行分析，接着是各层细胞组合，最高层次是对整体横截面结构的分析。他对最后一个层次分析尤为感兴趣，因为这使他能够确切地研究大脑局部解剖图，并且根据严格的解剖学标准将各个区域区分开来。因此，布罗德曼坚决反对研究各个区域的可能功能，并且果断拒绝这类实验，其言语间明显对拉蒙-卡哈尔提出批评："谁要是有兴趣想要对各个细胞层以借自生理学或心理学的功能性术语加以包装，比如……'联想和映射层'、'纪念层'和'心理层'，那他绝对不要妄想以此为科学进步服务……这些术语纯粹是胡诌的，只能给不清醒的头脑带来更多的混乱。"[126]

布罗德曼把哺乳动物的大脑也列入他的研究范畴，以便通过比对更清晰地区分各个"解剖区域"。在柏林大学神经学实验室工作的八年时间里，他将大脑皮层解剖至"最小的脑沟回及脑回部分"，最终描述了 52 个以细胞结构划分的区域。鉴于布罗德曼的精确工作给人留下的深刻印象，科学界后来把这些区域命名为布罗德曼分区。大脑研究学者至今仍遵循布罗德曼开创的大脑皮层分类系统，每个区域都以 BA（Brodmann-Areal，布罗德曼分区）加一个序号命名。根据最新的研究成果，其中一些区域再次被区分开来，所以也可以看到像 BA 7a 或 BA 7b 这样的名字。按照这种分类法，保尔·布罗卡发现的运动语言中枢包含 BA 44 和 BA 45。

列宁脑中无比美丽的锥体细胞

* * *

布罗德曼和他在柏林大学期间的前任上司、著名的德国神经科学家奥斯卡·沃格特（Oskar Vogt，1870—1959）之间到底发生了什么，人们再也无从得知。无论如何，没有流传出科研分歧。在布罗德曼权威著作的前言中提到，沃格特将这位前任助手的工作描述为"一个里程碑"，并且是"永久的"。[127] 可是突然之间，他又极力周旋，导致布罗德曼的教授资格论文《狐猴大脑皮层的细胞结构式分区》被拒稿；并且于 1910 年，即布罗德曼的《大脑皮层比较定位理论》首次出版一年后，将其辞退。随后，布罗德曼在图宾根大学取得了授课资格并最终应邀来到慕尼黑大学。然而，1918 年他死于一场感染，这很可能是他在孜孜不倦的解剖工作中染上的。

在布罗德曼去世的前一年，20 世纪的一个"宏大叙事"已经具备了物质形态。在俄国，布尔什维克党在列宁（Lenin，1870—1924）的领导下成功取得政权。1918 年，列宁在一次暗杀中被子弹击中，不过六年后才去世。列宁死后化身为共产主义运动的偶像，关于他非凡精神能力的传说如野草般蔓延。在这一点上，奥斯卡·沃格特发挥了作用。在这期间，他在柏林大学的神经实验室晋升为威廉皇家科学会大脑研究所，由他担任所长。列宁去世后一年，苏联政府向沃格特发出邀约，来对这位伟大的工人阶级领袖的大脑物质进行研究。吸引沃格特的是建立国家级大脑研究所的愿景，他毫不犹豫地和夫人塞西尔（Hirnforscherin，1875—1962）——一位同样举足轻重的大脑研究学者，以及一班同事前往莫斯科。接下来，他领导研究所的人对列宁的大脑进行了为期两年的研究，列宁的大脑在其死后被取出并作为遗宝封存在石蜡中加以保存。

列宁的思维器官被切成了 31000 枚切片。经过对大脑皮层灰质的细致分析，沃格特得到了理想的解释。他在列宁的大脑细胞中发现其天才属性。凭借在第三皮质层的较深区域偶然发现的"从未观察到的大量锥体细胞"，他将列宁归为"联想健儿"。沃格特出色地完成了苏联当局委托的工作，他总结道："证实这些大细胞使我们得以理解，所有认识列宁的人所指出的他那超乎寻常的快速理解力、思考力以及思想的丰富性或者……他对现实的理解。" [128]

"锥体细胞"（英文：Pyramid cells，直译为"金字塔细胞"）这个术语简直是被安上了魔音，从实验室一路扩散到苏联政府宣传部。沃格特那时就已经能够给这种天才精神找到解剖学上的对应物。作家蒂尔曼·斯宾格勒（Tilman Spengler，生于 1947 年）在他的小说《列宁的大脑》中，让沃格特的苏联同事们同样对列宁的不朽赞不绝口："我们可以从他的行为和大脑皮层理解（其不朽）。在这 31000 枚切片中的每一枚上……根据这些无比美丽的锥体细胞。" [129] 在伏特加的迷醉下，为术语"锥体细胞"赋予的特征变得越来越神乎其神了。它"将现代美学、精确的三角形和几何形状与古埃及智慧相结合"。[130]

沃格特本可以用他的专业知识来适当缓冲人们对列宁崇拜的狂喜。他失宠的助手柯比尼安·布罗德曼早就对锥体细胞进行了同样详细的研究。在哺乳动物的对比研究中，布罗德曼在某些通常不被认为是"联想健儿"的物种上，发现了数量高于平均水平的此类细胞样本。由于沃格特对布罗德曼的研究了如指掌，出于对科学真理的义务，他本应该说，他在列宁大脑皮层的第三层偶然发现了他从未观察到过的如此之多的锥体细胞，这种数量和大小都只存在于狮子和蜜熊[131]的脑中。如果真这么说了，这位德国大脑研究学者在斯大林（Stalin，1878—1953）统治的沸腾年代可能就活不下去了。

由于大脑研究不幸沦为意识形态的工具，沃格特在一定程度上落后于布罗德曼。布罗德曼认为，作为一名神经解剖学家，他的任务是严格从组织结构出发来解释大脑结构，在此过程中严禁自己对大脑进行任何形式的功能分配。当沃格特把列宁的天才归因于大量锥体细胞的堆积时，他却以无产阶级革命的名义削弱了对自己科学家地位的认知。沃格特对物质存在与精神能力牵强附会的关联引起了同僚们的嘲笑和讥讽。他对二者的这种随意等同，呼应了加尔的臆断式定位理论。然而，沃格特似乎在他的苏联冒险之旅中对这种唯物主义世界观发生了兴趣。在接下来的日子里，他一再地对研究主观认定的"极端头脑"兴致勃勃，其中就包括一位据说掌握了 70 种语言的外交官。由此，蒂尔曼·斯宾格勒对这位大脑研究学者也说出了一番支持专注研究"精英大脑"的理论："我很早以前就清楚地认识到，要测定终极可能的、也就是人类的最高能力，对平庸之辈的研究就只能提供必要而非充分条件。"[132]

因此，犯罪分子也在奥斯卡·沃格特的研究范畴之内。1951 年，他再次发布了关于第三层大脑皮层的研究结果，这一层在犯罪分子身上应该特别薄。沃格特见解的可怕之处在于，他将基因因素摆上台面，宣称这种结构具有可遗传性。纳粹独裁统治倒台仅仅几年，他就提及"天生的犯罪者"。[133] 如果不是纳粹党疑心这对研究大脑的夫妇与苏维埃勾结而在 1937 年就迫使二人从威廉皇家科学会退休，天知道大脑定位理论与纳粹暴政的结合会产生什么灾难性的后果。因为沃格特于 1951 年提出，他的研究方向 "为选育，即未来的种族保健事业，提供期待已久的科学基础"而做出贡献。[134]

与纳粹结合更紧密的是神经学者卡尔·克莱斯特（Karl Kleist，1879—1960），他将人类更高级的能力在大脑皮层中的定位推向了极致。作为第一次世界大战的军医，他拥有极为丰富的研究对象。这位卡尔·韦尼克的前助手在研究过程中采用经典方法，每每从功能缺失来推断受损大脑区域的任务。他研究了数百名因伤致残人员的功能缺失行为。在他们死后，他对尸体进行了解剖并采用最新方法详尽分析其大脑。他高精密划分的大脑地图形成于布罗德曼分区的基础之上。如果说布罗德曼仅仅从解剖学角度确定了大脑皮层的分区而在其功能方面刻意留下空白，那么克莱斯特的项目可以被形容为对抗真空恐惧——害怕留下空白——的顽固斗争。克莱斯特致力于为每一个区域确定一项任务。他认为方向感（BA 18）、听力活动（BA 21）、疼痛感知（BA 3a）、味觉（BA 43）、积极思考（BA 46）、情绪（BA 47）或名称理解（BA 37），都位于狭小的限定区域。克莱斯特貌似对他的任务着了魔，在去世前不久，他还在自问："哪里还有位置？哪些区域还没被定义？大脑中的白色区域呢？"[135]

　　克莱斯特的问题凸显了 20 世纪中期大脑功能定位研究的两难困境：在绘图狂热的支配下，他们忽视了，甚或否认了两个关键点。首先，基于功能缺失而进行的功能定位绝不可能使人们了解大脑如何行使该能力。这样看来，这种绘图对任何人都是无益的。他们只不过图示了脑细胞形成思考的基础这一假设，却无法证明这一点，甚至完全不能对此做出解释。其次，这些大脑地图传达出这样一种观念，即运动输出能力和感官感知能力在性质上都属于更高级的能力。所以克莱斯特对积极思考区域和眼球运动区域（BA 8）的划分只有几厘米之隔。这种将勾勒于一个狭小区域的特定神经元结构与精神和意识的构成物相提并论的暗示毫无根据，并且使大脑功能定位理论更容易受到广泛攻击。

大脑中的火把和头脑中的电

* * *

　　功能定位理论者希望在狭小的限定区域里捕捉到精神，这表明他们是新时代的孩子。自笛卡尔坚持以机械论解释一切现象以来，人们就梦想着简单的因果关系。大脑中的每个区域都发挥特定功能的观点尤其鼓舞着这个梦想。就像管风琴的控制系统，大脑的每一个区域都负责某个特定的任务。尽管作用机制不再是机械化的，思路却依然是。直到进入 20 世纪，自然科学才优先以线性模式思考。然而，新兴的电力却引发了越来越惊人的现象，这些现象逐渐动摇着人们对于简单因果关系的梦想。

19 世纪下半叶起，大型发电机产生的交流电就已经开始取代源于莱顿瓶时代的常规直流电的地位。顾名思义，这种新形式的电流不停改变方向，每秒钟最多可以从正到负又从负到正变化 50 次，而变化的算术平均值恰好为 0。这种类型的能量可以产生巨大的影响，使整个城市的所有家庭亮如白昼。1893 年，塞尔维亚裔美籍电物理学家尼古拉·特斯拉（Nikola Tesla，1856—1943），还凭借其基于交流电的能源系统概念获得了尼亚加拉水电站运营商颁发的最高效电力传输奖。

从机械论的思维角度来看，这样一种以相互抵消为基础的不稳定原则能创造出如此令人印象深刻的持续性是一种可怕的煽动性言论。到了 19 世纪末，这种不稳定的现象甚至可以成功地以图像形式被记录下来。示波仪（英文：oscillograph）就可以显示这种不稳定电流，其命名是以表示"摇晃"的拉丁词"oscillare"与表示"记载"的希腊词"graphein"相结合。这样一来，从电学中就产生了一种新的研究方法，使人们得以在探索自然的过程中另辟蹊径。只要能够在更高层次上组合形成具有周期性规律的调和曲线，科学就不会在细节上受到互相矛盾甚至无法解释的现象的过分干扰。这一观点似乎正是大脑研究者所向往的。据此，在 20 世纪初，细胞研究、基于解剖学的大脑定位理论，以及电生理学，互不相关地独立扩展各自领域的认知。

德国神经学家汉斯·贝尔格（Hans Berger，1873—1941）恰逢其时。他抱有一种想法，通过推导和描绘曲线来揭示生物系统的秘密。和布罗德曼一样，在完成学业后，他在图林根州的耶拿精神病诊所担任著名精神病学家奥图·宾斯旺格（Otto Binswanger，1852—1929）的助手。哲学家弗里德里希·尼采（Friedrich Nietzsche，1844—1900）、作家兼外交家哈里·格拉夫·凯斯勒（Harry Graf Kessler，1868—1937）以及诗人兼后来的民主德国文化部长约翰内斯·R.贝希尔（Johannes R. Becher，1891—1958）都是宾斯旺格的病人。当贝尔格得到一项任务，要深入调查当时用于脑供血的药物疗效时，他立即着手绘制由专门设计的设备所输出的曲线。[136] 贝尔格给因肿瘤手术而切除了部分颅骨的患者戴上一个精确调整过的头罩，它能够记录颅顶空隙最细微的压力波动。这些波动通过空气软管传导给一个活动的书写机械臂，随着压力变化，机械臂在烟熏的平面上刻录下痕迹。贝尔格认为压力和供血直接相关，刻录曲线上的波动频率体现了血流量的变化，而振幅代表供血强度。他的大脑容积曲线与手臂血压曲线、心跳曲线及脉搏曲线在特征上具有显著区别。这就是大脑研究的首次有效成像过程。

接下来要做的就是对图像进行解读。1903 年，贝格尔找到了一位理想的研究对象。这位男子虽然头部受过枪伤，但他的心智能力显然没有受到损伤。贝尔格用他的记录仪对病人进行仔细的研究，并且在这个过程中想到要建立人的精神和身体状况之间的关系。于是，他给了一位物质贫乏的实验对象 10 马克，她"为此感到十分高兴"。[137] 贝尔格用他的仪器记录下产生快感后的大脑曲线："脑容积在曲线的开端处于中等水平，此时脉动由于主体的抑郁状态明显较低；在快乐事件的影响下，脑容积缓慢下降，与此同时脉动水平增加。"[138]

精神和物质之间的相互关系再度被建立起来了。不同于加尔的颅相学，也不同于卡尔·克莱斯特的大脑定位狂想，贝格尔的曲线能让人联想到科学的权威性，但其猜测成分也不少。贝尔格的一位同事也注意到了这一点，他在著名的《心理学与神经学》期刊上将贝尔格1904年发表的研究成果《关于心理状态的身体表达》嘲讽为"情绪症状学"。贝尔格对于这类批评无动于衷，继续着他的大脑曲线研究之路。这个时期他的几本出版物封面上都印有火炬："如果允许我用一张图片来表达，那一定是周期性燃烧的火把，它的燃烧正是象征着发生在大脑皮层上的心理物理学过程。"[139]

贝尔格的灵感被点燃了。到目前为止，他还只从血液循环的角度研究了大脑的生理活动。可是血液既不会产生思维，也不能产生情绪。自从杜布瓦-雷蒙从根本上剥夺了动物精神的统治权，大脑研究就独独集中于电生理学的角度。如果贝尔格真的想要破译大脑皮层中精神和物质之间的关系，就必须在电生理学领域进行研究。脑电波曲线完全有理由被用来刻画意识流的特征。

整整20年里，除了中间被第一次世界大战所打断，贝尔格一直试图从大脑中导出电流，但基本上没有成功。不过他至少成功地激起了动物大脑皮层的反应。他对用于实验的狗做了专门的手术处理，通过电信号刺激视觉皮层可以引起实验动物的眼部肌肉绷紧。贝尔格真正感兴趣的却是逆向路径。当他把电源换成电流表之后，狗的眼睛自然转动，电流表不显示任何变化。贝尔格和19世纪中期的杜布瓦-雷蒙一样，为相似的问题所烦恼：他的记录仪灵敏度不够。他向西门子＆哈尔斯克公司支付了3000马克，定制了一台满足他要求的、更加精密的动圈式电流计，并为此等待了半年之久。

这台仪器终于让他看到了期待已久的脑电波传导，给他带来第二个喜讯的是给他充当实验对象的 15 岁的儿子。贝尔格从儿子完好无损的脑袋里导出了电流，并且在 1927 年 10 月 21 日的日记中写道："尤里卡！我真的发现了脑电图！"[140] 贝尔格发现了多个频率范围内的大脑曲线；并且这些曲线能可靠地显示，只要一个清醒的受试者一睁开眼睛，在 8 ~ 12 赫兹之间震荡的 α 波就如何立即被 β 波（13 ~ 30 赫兹）所取代。[141]

在接下来的两年里，贝尔格继续完善他的实验方法，并且研制出一套新的记录技术。这些曲线不再被记录于烟熏的平面，而是在相纸上。这样一来，当贝尔格于 1929 年公开发表论文《论人类脑电图》时，他就在真正意义上"白纸黑字"地捕捉到了大脑曲线："脑电图表现为一条恒定波动的连续曲线，可以区分为持续时间平均为 90 毫秒的较大的一阶波和平均 35 毫秒的较小的二阶波。其中，较大振幅区的最大值位于 0.00015 ~ 0.0002 伏特之间。"[142] 这些数值低到以万分之一伏特计，难怪贝尔格会如此长久地困扰于测量灵敏度的问题。

这一发现得到了热烈的响应。大脑研究经历着以脑电图（缩写为 EEG）这一术语为噱头的首次大规模炒作。今天人们用以表明神经科学和媒体之间联系的元素，早在 1929 年就已经出现了。媒体报道的焦点在于震撼性，与科学事实很少或根本毫无关系，报道的标题诸如《以 Z 形曲线记录思维》[143] 或《人脑的电子文字》，都是报社毫无根据地预测未来的纯粹幻想。新闻界期待着人们很快"就能以脑电图的形式写信"。

接下来，这位脑电图发明者对媒体的适应性受到了考验。贝尔格受到了许多采访邀约，他和各种脑电图的照片被各大媒体刊登。自从20世纪20年代，无线电使人们获得了从墙上听到声音的新型体验，这一时期的时代精神就痴迷于技术奇迹。脑电图很适合这个神话般的时代背景。从1929年到1941年离世前，贝尔格流水线一般地发表了诸多论文。但是，媒体只要把脑电图与读心术或者心灵感应等主题一关联，就能引发读者持续上升的焦虑。在这种情况下，人们又为什么要去费力研究贝尔格的那些著作呢？假如媒体自我炮制的那些关于大脑研究进展的乐观预测不能实现，他们就马上涌向下一个轰动事件。

与媒体相反，学术界对待贝尔格的态度是负面的。一方面可能是由于这位就职于耶拿的神经学家总是独自钻研，不与学术圈打交道，给人孤僻的印象，就连他的下属中，也少有人知道他们的老板在无数个漫长周日里坐在诊所里研究什么；另一方面，在大脑定位理论广泛笼罩的阴影下，人们在电生理学层面更多地还是在寻找能与单个分区协作的个别电信号，而脑电图所记录的规律性兴奋电波与此并不相符。

起初，英国生理学家埃德加·阿德里安对脑电图也持怀疑态度。在一位同事的再三央求下，阿德里安才阅读了贝尔格的著作，随后他亲自通过多次实验确信了贝尔格实验的正确性，并基于脑电图开始了一项世界性的事业。[144] 凭借他与同胞查尔斯·斯科特·谢灵顿爵士在1932年共同获得的诺贝尔奖，以及堪称传奇的29个名誉博士学位，阿德里安拥有在世界范围内（尤其是在美利坚合众国）被认可的绝对权威。

在多场精彩的演讲中，阿德里安向同僚们展示了他的脑电图在心算过程中发生的变化，在海外引发了名副其实的研究热潮。一时间，许多脑电图研究小组纷纷成立。1935年的神经科学国际大会不得不成立了专门的脑电图部门，以便对大量的研究成果进行评估。脑电图研究在美国蓬勃发展，其中两个决定性的因素是：比欧洲更发达的通信技术和洛克菲勒基金会的慷慨资助。

但是破译大脑"文字"的梦想并没有实现。这些曲线既没有揭示大脑如何处理传入的信号，也没有指出更高等的精神能力——诸如语言能力或行动计划——在大脑皮层中的产生机制，更不用说意识是如何形成之类的问题了。脑电图最终只是证明了众所周知的一点：大脑中有电流流动。唯一的新发现在于：尽管在颅骨下处理着各种各样的任务，神经元却依然以一种令人费解的方式有规律有节奏地摆动着。

神经元的雷暴

* * *

脑电曲线发展出了巨大的诊断潜力，现在可以更全面地检查其波动性上的各种干扰。精神和身体疾病都是曲线诊断的核心。通过美国神经学家夫妇弗雷德里克（Frederic，1903—1992）和埃尔娜·吉布斯（Erna Gibbs，1904—1987），以及威廉·伦诺克斯（William Lennox，1884—1960）的研究，癫痫的病因可以在脑电图的检查基础上得到解释。癫痫一度被宗教迷信认定为魔鬼附体，需要对患者进行驱魔甚至更可怕的治疗，而脑电图使癫痫变成了一种极易被诊断的脑部疾病。

然而接下来，伦诺克斯不仅对癫痫症，甚至也对癫痫患者们宣战，他提出了采取优生措施的主张。他给洛克菲勒基金会算了一笔筹集资金方面的账，如果能清除 10000 个"无望的病例"，"能为研究赢得多少资金"。[145] 据他所说，1936 年美国社会捐助了 1200 万美元用于治疗重度癫痫患者，而只有 25000 美元用于研究这种疾病。

伦诺克斯的提议疑似纳粹同时期推行的安乐死实践。幸运的是，他的建议并没有得到多少支持。顺便提一下，他之所以致力于这一研究领域，是因为他自己的女儿患有癫痫。难以想象假如这位美国精神病学家在希特勒统治下的德国进行研究，会功成名就得多么令人悲哀，脑电图使癫痫病患者变成了透明人，借助于仪器，这位专家只需要 20 分钟就能大致识别他们的病情。脑电图病案没有从根本上变成死亡档案，这要归功于历史的巧合。

加拿大脑外科医生怀尔德·潘菲尔德（Wilder Penfield，1891—1976）通过开颅手术来治疗癫痫。在患者清醒的手术过程中（患者局部麻醉，意识完全清醒），他使用脑电图推导出无痛大脑的电流曲线，以确定癫痫病灶。在手术切除病灶之前，他用电刺激相关区域，并让患者描述他们的感受。当一些患者向他描述了视觉印象、身体感觉、听觉体验、梦境和记忆时，他会进行进一步的研究。大脑皮层中央沟周围的区域反应尤其可靠，它大约位于左右半球的中间，分隔前额与顶叶的区域。如果潘菲尔德用轻微电流刺激这里，就会引发同侧身体的运动；如果他刺激相对的另一侧区域，患者会表示有触感。当潘菲尔德与加拿大神经科学家赫伯特·贾斯珀（Herbert Jasper，1906—1999）和西奥多·拉斯穆森（Theodore Rasmussen，1910—2002）共同对这些实验结果进行系统化研究时，他绘制出了人体感觉区域及运动区域在大脑皮层中的分工图。从脚趾到眼睛，整个人体在大脑的中央沟区域都有所对应，不过所占区域与身体部位的大小并不成比例。根据它们与自我感知的相关性，手和嘴的对应区大得超出寻常比例；相反，肩膀和躯干的对应区相当小。这个人体地图习惯上被称为"Homunculus"，大致意思是"小矮人"。

脑电图也为脑肿瘤的诊断提供了有价值的推动力。在肿瘤附近会出现非典型的、极为缓慢的振动（δ 波，德尔塔波），借此可以确诊肿瘤，并确定病灶位置。脑电图在移植医学领域也同样重要，被作为确定死亡时间的标准。1968 年，哈佛医学院将脑电图电沉默列入评判死亡的标准。其依据在于，平坦型脑波出现 30 分钟表明大脑中的神经元区域发生不可逆死亡，从而导致大脑功能的终结。如果出现这种情况，根据德国临床神经生理学和功能成像学会的建议，"无须进一步观察就可以确定脑死亡"。[146]

人脑成为电脑的历程

* * *

前苏格拉底派哲学家赫拉克利特（Heraklit，前 520—前 460）有句格言："战争是万有之父和万有之王。"[147] 这用于形容第二次世界大战期间及战后的技术发展尤为准确。德国工程师和科学家们斗志昂扬，在最短的时间内从无到有完成了一项导弹计划，为希特勒带来了超级武器 V_2 导弹；与此同时，许多流离失所的犹太知识分子在海外进行了宝贵的知识传播。在大脑研究方面，战争迫使脑电图被应用于另外一个领域，从而产生了一个全新的大脑概念和另一种思维主体的比喻。

1940 年，德国对英国的空战开始，为了躲避敌人的防空系统，战斗机的航道越来越高，最高可达 7000 米。飞行员在这时表现出一系列奇怪的症状，被称为"高空迷醉"：极度兴奋、昏昏欲睡、大脑突然断片儿。人们很快发现这些不适感是高空空气中的氮氧比例发生变化所引起的，这个比例在实验室条件下极易被模拟。德国神经病理学家胡戈·施帕茨（Hugo Spatz，1888—1969）接替奥斯卡·沃格特担任柏林威廉皇家科学会大脑研究所所长，在他的带领下，该研究所从 1941 年起参与德国科学基金会资助的一个项目，研究缺氧对大脑皮层的影响。在研究过程中，生理学家阿洛伊斯·爱德华·科恩米勒（Alois Eduard kornmüller，1905—1968）对"实验对象"的脑电图进行了记录。"实验对象"是科学家们对那些被用于模拟轰炸机飞行员"高空迷醉"实验的集中营囚犯们的委婉称呼。人体实验很快得出了结果：随着意识模糊程度的增加，脑电图的波动节奏逐渐变慢。当频率低于 7 赫兹时，大脑皮层开始出现紊乱，但受试者主观上还意识不到，"而 3 赫兹的波动被视为整个大脑严重受损的表现"。[148]

科恩米勒在看到他的研究结果后产生了一个想法：如果能制造出

一种具有固定频率的脑电图设备，当脑电波低于 7 赫兹的危险阈值时就发出警报，那么就可以为飞行员开发一个早期预警系统。他用一种特殊的、表面镀有精细金属涂层的塑料电极进行实验，电极被安装在飞行帽内，以便抓取前额和耳朵之间的大脑电信号。在实验室中，可以使用脑电图作为"高空迷醉"的指标。但是由于空间和重量的原因，在一架德国空军轰炸机上安装设备所需的控制柜是不可能的，因此必须研制一种便携的脑电图监测器。直到战争结束，科恩米勒还一直致力于这种装置的研发。

美军进驻德国之后，对德国的战争技术格外感兴趣并最终通过"回形针计划"将这些技术转移到了美国。就这样，科恩米勒的这一想法成功抵达大西洋彼岸，在这里，它恰好契合了一个全新的大脑概念。脑电图监测器的工作方式比较特别，它作为早期预警系统监测飞行员的大脑并且在人脑意识到危险状态之前对飞行员发出警报。监测器中大脑的反馈回路是通过电子模块自行创建的，能让使用者提前感知到他的感官尚未察觉到的状况。这样看来，科学历史学家科尔内留斯·博尔克（Cornelius Borck，生于 1965 年）把"科恩米勒的盒子"称作"感觉假体"是完全有道理的。[149] 因此，大脑不仅以一种尚待阐明的电的方式工作，而且它本身也被安装进了控制电路中，变成了控制论的机器。

电脑可以思考吗？

* * *

控制论的产生同样源于军队的需要。诺伯特·维纳[1]（Norbert Wiener，1894—1964）是这门新兴学科的先驱之一，他在二战期间致力于防空系统控制过程的建模。一家电气工程公——司西部电气公司为此生产了第一台自动计算机，通过应用多种逻辑运算，预测敌方轰炸机的飞行轨迹，进而协助飞行员将其从空中击落。"电脑"这个名称很快就被用于称呼这台机器，似乎表明它有思考能力。至少这时它就已经能比人类更快更准确地解决某些数学问题了。此外，这台超级计算机中的电子管和线路都要通电工作。和杜布瓦-雷蒙用于比喻大脑神经系统的电报不同，电脑中的电流是持续的，而莫尔斯电码需要不停地开关电源。通过脑电图曲线，汉斯·贝尔格也能将人脑中持续存在的电流可视化。无论何时，只要把电极放到头皮上，就能得到以不同速度振动的电波。显然，哪怕不一定遵循着完全相同的原则，神经元的生物电路系统与计算机中电子管的原理也是相似的。这难道不是为大脑提供了一个新的比喻吗？

同时，美国梅西基金会召集了大批计算机科学家、控制论专家、社会科学家和神经生理学家，共同开展了第一个以"生物学与社会科学中的反馈机制与循环因果体系"为主题的大规模跨学科研究项目。奥

---

[1] 诺伯特·维纳，美国应用数学家。17 岁即从哈佛取得数学博士学位——迄今为止维纳都是哈佛最年轻的博士，曾被誉为"世界上最神奇的男孩"。他为计算机科学、人工智能、机器人技术以及自动化等领域都做出了开创性的贡献，并成为名副其实的"控制论之父"。——编者注

地利物理学家海因茨·冯·福尔斯特（Heinz von Foerster，1911—2002）也出席了会议。尽管他才高八斗，但是英语单词量只有 20 个，委员会决定让他担任秘书来促使他学习英语。这位新成员自称，在参加第一次正式活动时，他请求将这个他当时还表达不出的题目用"控制论"来代替，理由是作为大会牵头人的神经心理学家沃伦·麦卡洛克[①]（Warren McCulloch，1898—1969）曾在自己的论文中多次使用这个词。于是，福尔斯特的请求被很顺利地通过了。

　　控制论学者将他们的学科发展为一门通用科学，声称它可以解释一切调控流程。在这一点上，无论是高射炮、机器、电脑、大脑、人类社会还是动物群体都毫无区别。为了得出调控的普适机制，物体各自的特性将不予考虑。例如，连接了所有不同系统的负反馈作用就属于这种普适机制。所有表现出"目的论行为"，即目标导向行为的调控单元都被"负反馈"[150]所控制。只要某一系统将其当前状态（控制论语言称之为"实际值"）调整至期望状态（"设定值"），这个机制就会自发地表现出来。从控制论的角度来看，实现目标的路径是通过反馈回路来减小实际值与设定值之间的差值。由于这种差值必须要缩小，所以控制论学者为这一过程引入了"负反馈"这个术语。现代很多国家的决策受这一原则支配，对敌方轰炸机的攻击甚或大脑的工作流程也都如此，无论这些过程的结果是一种感觉、一次行动还是一个想法。家用冰箱就是一个通过负反馈进行行为控制的简单示例，它

[①] 沃伦·麦卡洛克，早期人工智能的研究者。——编者注

通过启动制冷装置，将温度实际值降低到设定值，直到反馈显示实际值和设定值之间的差距在内置容差条件下已经降到足够低。

控制论的工作原理是所谓的"黑匣法"①。因为对于研究对象的细节无法引起人们的兴趣，所以其工作原理可以被放进字面或象征意义上的黑匣子里。控制论学者并不关心物体内部究竟发生了什么，他们的研究重点在于模式和模型。这相当于一场认识论革命，因为就一般而言，自然科学特别是大脑研究的传统方法恰恰是寻求结构和功能之间的联系。正如笛卡尔将身心互动的功能归因于松果体形状所示范的那样，托马斯·威廉斯在宣布大脑皮层比例超常因而不能认为它的任务仅仅是为脑室提供养分时也实践了这一理论。就连布罗德曼也采取了这种方式寻找大脑皮层中细胞结构不同的区域；尽管他没有给单个大脑区域分配任何功能，但他为后来的甚至是今天的大脑研究者奠定了这样去做的基础。毋庸置疑，当然还存在从功能反推形状的逆向策略，比如，弗朗茨·加尔就是这种方法的践行者。

控制论绝不把结构和功能之间的关系（无论从哪个方向上②）作为研究基础，这从根本上改变了研究者对其研究对象的看法。在控制论

---

① 引用行动网络理论的开创者之一布鲁诺·拉图尔的定义："黑匣法"是"科技工作因其自身的成功而隐形的方式。当一台机器高效运行时，当一个事实得到解决时，人们只需要关注它的输入和输出，而不需要关注它的内部复杂性。因此，矛盾的是，科学和技术越成功，它们就变得越不透明、越模糊"。（Black boxing is "the way scientific and technical work is made invisible by its own success. When a machine runs efficiently, when a matter of fact is settled, one need focus only on its inputs and outputs and not on its internal complexity. Thus, paradoxically, the more science and technology succeed, the more opaque and obscure they become".）——译者注
② 无论是从结构推导功能，还是从功能推导结构。——译者注

看来，一切都与功能有关。对科学史上提出的何地、何时、谁、什么以及如何等问题的关注被它降到最低，唯一值得关注的是如何做某事。无论是基础结构还是实现功能的媒介都没有意义。因此，对控制论学者来说，电脑或神经细胞是否具有某种特殊功能并不重要；甚至可以反过来说，控制论学者假定电脑和神经元的工作流程是相同的，因为二者都是信息处理系统。

在大脑研究领域，控制论的观点貌似起到了突围的作用。长期以来，神经科学家在某些结构的功能归属定位上陷入僵局。在这一点上，麦卡洛克和逻辑学家沃尔特·皮茨[1]（Walter Pitts，1923—1969）在阐明"神经活动中固有思想的逻辑演算"时所采取的方法简直具有救赎效应。[151]按照控制论的风格，二者都没有采用解剖学或结构上的特性，将神经元描述为具有动态向内弯曲侧表面的、逐渐变细的三角形。他们将神经细胞产生兴奋或抑制的功能归结于这种结构，这足以让麦卡洛克和皮茨为神经元连接的一种基本功能的逻辑设置三种操作模式。他们的模型在没有进一步涉及已知事实的前提下运作，为了以抽象方式表达，将兴奋阈值设定为"2"。这意味着，只要有两个神经突触向下游神经元发送信息，兴奋就可以被传递下去。

接下来，控制论学者果然在理论上把三个神经元细胞组合了起来：神经细胞 A 和 B 通过各自的两个突触与下游神经元 C 对接。那么，两

---

① 沃尔特·皮茨，数学和逻辑学天才，12 岁时给罗素的著作《数学原理》挑错，15 岁时给哲学家鲁道夫·卡尔奈普的著作 "philosophy and Logical syntax" 挑错，18 岁时皮茨认识了神经学家沃伦·麦卡洛克，两人合著的 "麦卡洛克-皮茨（M-P）" 论文对人工神经网络和人工智能技术具有开创性的意义。——编者注

个神经元之一的活动就足以获得阈值2，在该控制论模型中，这是将兴奋传递到下游神经元所必须达到的值。也就是说，这两个神经元中的每一个，A或B，都可以单独引起C的兴奋。这样一来，在控制论模拟的神经系统中，一个"或"电路（或门）的可能性就得到了证明。反过来，如果神经元A和B各自只由一个突触与C连接，那么它们必须同时处于活动状态，才能达到阈值2，并将兴奋传递给下游神经元C。这里涉及的是一个"与"电路（与门）。最后，如果神经元A在神经元C上形成两个兴奋性突触，而神经元B在那里形成抑制性突触，那么只有在A处于活动状态且B处于非活动状态时才能实现阈值为2。一旦B执行其抑制功能，该值就会从2降至1，从而无法将兴奋传递到下面的神经元C。这描述的是"非"电路（非门）。

麦卡洛克和皮茨可以说明，神经系统中的基本逻辑操作是如何以与电脑中相同的方式进行的。当然他们用自己开发的模型证明了这一点，该模型借用了大脑研究的概念和数学逻辑。基于神经系统中兴奋过程的形式逻辑公式，大脑研究的比喻出现了一个例外。控制论学者不再具体阐述如何符号化，从而超越了以往以具象来说明未知的原则。对他们来说，大脑不是仅仅像一台电脑一样工作，而是就是一台电脑，因为它按照与之相同的逻辑规则执行操作。对于以基督教和人文主义价值观为基础的人类形象而言，这种等同一定让人感觉到一种自恋式的侮辱。但是训练有素的形式逻辑和功能分析的控制论思维，甚至可能都没有意识到这种具有挑衅性的潜力，因为它的方法是基于对细节、结构和形式的抽象。

　　机器与大脑的等同向我们提出了一个问题：电脑是否真的能够思考？而对于控制论学者来说，人类是否真正能够思考这个问题似乎更有趣。因为当逻辑数学问题达到一定难度时，人类大脑已经无法胜任了，而这对于电脑甚至连热身都算不上。英国信息学家及计算机科学领袖艾伦·图灵（Alan Turing，1912—1954）在 1950 年设计了一套以他的名字命名的测试（图灵测试），以此确定电脑是否发展出了与人类势均力敌的人工智能。他编制了下面这个"模拟游戏"[152]：一男一女坐在带键盘的屏幕前，第三个人需要在与二者既没有视觉接触也没有听觉接触的前提下，分辨出哪一个是男人，哪一个是女人。"如果用机器来取代游戏中的 A 会怎样呢？"——这是图灵测试中的关键问题。A 是测试中的男人，不过性别无关紧要，完全可以把女人换成电脑。在这个游戏里，重要的只是一个人和一个电脑程序接受另一个人的提问，提问者虽然可以在电脑屏幕上读取两位候选人的答案，但是得不到任何感官信息；而两位候选人都会努力用各自的方式让提问者相信，自己拥有人类思维；最后，如果提问者不能确定他的两个虚拟对手中谁是人类、谁是计算机程序，那么人工智能就通过了图灵测试，证明它可以思考。

　　艾伦·图灵对计算机的能力非常有信心。他预测，到 2000 年左右，一个普通提问者在他的测试中识别出人工智能的"概率不会超过 70％"[153]，也就是说计算机被当成人类的概率将达到 30%。这位计算机理论学家的预测与事实出奇地接近。2008 年，雷丁大学邀请了 6 个人工智能参加图灵测试，结果胜出者至少达到了 25%。四分之一的提问者察觉不到人类和计算机程序之间的差别。然而，图灵本人却无法像其他人一样见证这一结果。因为图灵被判犯有同性恋罪，在英国遭受了终身惩罚，并被判处化学阉割。这种激素疗法使他深陷抑郁，使得年仅 42 岁的他于 1954 年以自杀的方式寻求了解脱。

图灵测试最终正像他的设计者所设想的那样，仅仅是一个"模拟游戏"。即便人工智能的获胜率达到 100%，也证明不了机器思维能够等同于甚至超越人类意识。就像我们不能仅凭它们可以模仿人类语言中的几个短语就认可鹦鹉具有语言能力一样。将人类大脑与电脑相等同的问题也引起了一些控制论专家的注意。例如，因卓越的二阶事理思维而被称为"现代苏格拉底"的海因茨·冯·福尔斯特就提出过一个问题：大脑是否真的能够理解大脑？因为要理解某个事物，人就必须拥有比该事物本身更高程度的复杂性。如果人类通过大脑理解了自身这一比大脑更加复杂的结构，那么也就理解不了大脑了；如果人类出于某些原则性的原因不能理解大脑，又怎么能够在电脑上复制其智能呢？

脑电图如何识别人的性格

* * *

来自英国的理论物理学家罗杰·潘洛斯（Roger Penrose，生于 1931 年）也以相似的逻辑辩论道：如果大脑是一台电脑，那么大脑的功能就必须像电脑的功能一样能由一个形式系统来描述。但是库尔特·哥德尔[①]（Kurt Gödel，1906—1978）在此前就已经断定，任何一个形式系统中都存在着不能在系统内被证明的数理命题。如果人类的认知能力相当于一个诸如计算机系统的形式系统，那么人类思维所依据的若干命题的真实性就不能由这个思维本身来推断了。因此，形式系统无法提供对大脑过程的详尽描述。这样就只剩下一个结论：大脑不是电脑。

　　与之相反，诺伯特·维纳对任何认识论上的反对意见都不感兴趣，他想让事实说话。在他看来，脑电图似乎是一种指明电脑和大脑身份的合适手段。因此，他设计了一个对计算量要求极高的数理程序，通过这个程序可以提高脑电图中各种频率出现的次数。这使得麻省理工学院的那台中央计算机运转个不停，其目的是为了分析得出大脑的主频率。维纳认为，有了这个结果，他就掌握了大脑的"罗塞塔石碑"[② 154]。正如人们借由罗塞塔石碑成功破译了古埃及象形文字，维纳深信，根据大脑的频率可以破译大脑中神经"计算程序"的特性。他果真得出了一个最高为 9.05 赫兹的频率。维纳很兴奋，并且相信自己已经证明了大脑就和电脑一样，以一个主频率运算。这位具有非凡天赋的控制论专家立刻设立了一个研究项目：研究天才大脑的主频率。他成功争取到了阿尔伯特·爱因斯坦（Albert Einstein，1879—1955）的脑电图记录。此外，他更倾向于在自己的同僚中寻找天才，并且最终将数学家

---

① 库尔特·哥德尔，著名数学家，逻辑学家，哲学家，其不完备定理是 20 世纪最具启发性的思想发现之一。——编者注

② 罗塞塔石碑（Rosetta Stone），高 1.14 米，宽 0.73 米，制作于公元前 196 年，刻有古埃及国王托勒密五世登基的诏书。"罗塞塔石碑"也被用来暗喻要解决一个谜题或困难的关键线索或工具。——译者注

约翰·冯·诺伊曼（John von Neumann，1903—1957）纳入研究计划，除去其他成就，计算机科学的发展要归功于诺伊曼提出的0/1二进制运算。当然，研究对象也包括维纳本人。

然而，没有任何有力的证据表明，这一场科学巨人的大脑曲线竞赛是怎么落幕的。可能有一点变得越来越清晰，那就是并非所有可行的都理所当然地有意义。通过对频率最大值的分析，诺伯特·维纳最终只能证明，数学方法可以确定脑电图曲线的最大频率。他最终还是没有通过这种方式找到"智者之石"，或者更确切地说，是能破译大脑密码的"罗塞塔石碑"，之后他很快就离开了脑电图研究领域。

尽管如此，维纳的实验还是产生了回音。约翰·卡斯帕·斯普尔茨海姆在一百多年前将加尔的颅骨学说发展为颅相学，并在美国引起广泛的兴趣；与之相似，英裔美籍神经生理学家格雷·沃尔特（Grey Walter，1910—1977）改进了脑电图频率分析，使之适应市场。沃尔特设计了一种装置，可以只分析脑电图中的 α 波而不考虑其他频率。在研究中，他注意到三种反复出现的模式，并据此将受试者分为 R 型、M 型和 P 型。R 代表"积极响应"，思想开放。这类人在休息状态下的脑电波呈现出明显的 α 节奏，一旦他们的精神活跃起来，α 节奏就会立刻消失。与此相反，M 型，即负向类型，其脑电图中完全不出现 α 波。第三种类型的名称 P 表示"坚持不懈"，不屈不挠。在这类受试者的脑电图中，α 波贯穿始终，连他们思考期间甚至是睁开眼睛时也是如此。沃尔特根据其运作模式来区分这三种类型的大脑。为此，他绕过了视觉，声称图像想象力的激活会抑制 α 波。据此，R 型在思考过程中偶尔动用视觉想象，M 型几乎只能靠图像思考，而 P 型完全不需要可视化，即可以进行纯粹的抽象思考。

沃尔特的大脑类型学对人们生活的各个领域产生了深远的影响，他特别要求将其应用于职业咨询和择偶的范畴。而他本人却只是选择性地以身作则：只要和一个女人生活在一起，根据他的 α 波分析显示，两人有相同的思维方式，维纳就强调和谐的重要性；而在这段感情失败之后，他爱上了思维模式与自己相反的女人时，又会不厌其烦地赞美差异的吸引力。沃尔特的方法在"神经科学"的"剧集"中颇受欢迎，这一集中充满了控制论的全能幻想；但是很快，它就从活跃着各种工具的荧屏中消失了。这些工具都是把大脑当作电脑来对待。

电脑看到的是什么
* * *

麦克卡洛和皮茨通过将神经元与逻辑运算联系起来的规则，为观察神经系统的新方法奠定了基础。大脑中的细胞应该彼此连接，形成神经网络，从而使各种功能得以实现。计算机及其软件在这里也被当作模型，神经元就像程序中的各个步骤那样组合在一起。

关于神经细胞如何连接有一个惊人的简单规则，它是由加拿大心理学家唐纳德·奥尔丁·赫布（Donald Olding Hebb，1904—1985）提出的。美国神经科学家卡拉·乔·沙茨（Carla Jo Shatz，生于 1947 年）将赫布定律浓缩为一句话："共同激发的神经元连接在一起。"（"Cells that fire together wire together."[155]）这种观点将神经网的形成过程描述为一个动态过程。据此，神经元并没有以一种与生俱来的方式相互连接，而是在某种程度上遵循一种内在逻辑。如果神经细胞相互连接并且同时兴奋，它们的突触连接就会加强。通过这种方式，整个神经元群就形成了，这完全有理由被称之为网络，因为同时激发的细胞更吸引彼此。

赫布定律对于解释学习和记忆的过程具有重要意义，它描述了一个与内省完全一致的过程。人在学习的时候，会把所学的与同时发生的事情关联起来：外语单词与事物或情景相关联，特殊体验与特定的歌曲相关联。或者像伊凡·彼得罗维奇·巴甫洛夫（Iwan Petrowitsch Pawlow，1849—1936）的著名实验中的狗，将铃铛的声音与多汁的肉联系在一起，这就是众所周知的巴甫洛夫条件反射。就这方面而言，赫布定律从细胞层面描绘了构建联系的联想学习。

唐纳德·赫布对大脑中学习过程基本结构的洞见至今仍然有效，他将其归功于对行为和感知的精确观察，而不是实验。在这一点上需要注意的是，他并没有像人们可能会认为的那样追随卡米洛·戈尔吉和网状神经论者。尽管他们也使用了"网络"或者"网状物"这样的词，但他们表达的意思却与唐纳德·赫布的设想完全相反。网状神经论者认为网状结构是一种固定的纤维毡，而"神经元网络"这个术语则描述了一种尚未确定的、神经细胞彼此连接的方式。计算机再次恰如其分地作为解释模型。对于网状神经论者来说，软件的每一个细节都是预先设定的，每一步的进行都是必要的。原则上，程序的可能性是有限的。与之相反，神经元网络相当于一个程序，只要神经元处于活跃状态，该程序就可以自我编辑。所以，它们的活动余地是无限的，因为不同的情形总是在不断形成和彼此加强。因此，赫布的概念更接近于拉蒙－卡哈尔和他的神经元具有自主性的观点：神经细胞在各自独立的基础上，彼此结合。

神经元网络的理论基础仍然领先于计算机技术的指数级进化。计算机技术在 20 世纪 50 年代中期，从电子管升级到晶体管和集成电路。1965 年，计算机专家兼英特尔公司的联合创始人高登·厄尔·摩尔（Gordon Earle Moore，生于 1929 年）将他所在行业的稳步上升铸造成了一条以他名字命名的定律。摩尔定律指出，计算机中的晶体管数目每隔 18～24 个月便会增加一倍。[156] 但是这些设备起初并没有按照神经元网络的原理工作，而是通过预先设计好的软件来实现特定功能。如果有一种计算机系统，能够像神经元网络那样，根据已有经验自行编程，那该有多吸引人。相应地，神经元网络理论包含两个工作领域：一个是实践领域，它从技术层面开发应用程序；另一个是比较领域，它专门研究各神经元网络，以便更好地理解大脑。

1958 年，美国计算机科学家弗兰克·罗森布莱特（Frank Rosenblatt，1928－1971）成功设计了第一台具有自学习能力的计算机。然而，这台设备距离神经信息科学的梦想和愿景还很遥远。设备上装有一个图像传感器，借助于设备上的图像传感器经过一些练习，它设法读到了几个数字。理想和现实的差距在这一研究领域不可避免地持续存在。比如，尽管在新千年的第一个十年里，可自学习执行面部识别功能的神经元网络已成功构建，但是其复杂程度与大脑相比非常低。要想获得良好的识别效果，图像必须在合适的光线下最大限度地从正面录入。如果想要从这些人工神经元网络的运转过程中了解大脑，这样的应用还远远不够。因为生物神经网络似乎只是顺带着就完成了面部识别，对于这个微不足道的基本信息处理过程，它们根本不需要静止的标准图像，就可以轻松应对动态实体的各种变化。

神经信息学者们通过功能更强大的计算机向理想靠近的希望最终应该也不会实现。这并不是因为超速计算机的不存在，而是恰恰相反。"迄今为止，我们总是有一个冠冕堂皇的借口——由于计算机性能过低，所以我们无法在计算机上复制大脑。最近，最好的计算机已经接近我们大脑的表现。"德国神经信息科学家克里斯多夫·冯·德·马尔斯堡（Christoph von der Malsburg，生于 1940 年）在 2013 年，宣称："目前，我们的研究在理论层面停滞不前。"[157] 也许今天面临的恶果是缘于对大脑研究传统的抛弃。传统上，大脑研究的流行解释模型都是基于每个时代的最高解释标准。相形之下，控制论者及随后的人工智能研究人员，却经常喊出自负的战斗口号，他们认为大脑遵循与计算机相同的规则。由于将人类智能和计算机智能进行程式化等同，整个学科可能已经陷入困境。鉴于在理解大脑方面的成果微乎其微，将整体研究描述为"在木轨上的缓慢前行"并不牵强。

精神和大脑的联系

* * *

与霍奇金和赫胥黎一起解开了"兴奋是如何跨过神经元之间的间隔，从细胞传递到细胞"这一谜题的约翰·卡鲁·埃克尔斯，曾绕路进入大脑研究领域。在家乡澳大利亚学习医学之后，埃克尔斯去了英国牛津大学深造。然而，他刚满 26 岁时，首先在那里获得的却是哲学博士学位；随后，任教于牛津大学生理学系的查尔斯·谢灵顿爵士使他对神经科学产生了兴趣。

凭借其生理学和心理学知识，埃克尔斯具备了参与大脑研究最核心课题的两个决定性条件。虽然中世纪末期出现了无数的学科领域，产生了越来越多的知识，但是在人类大脑研究的整个历史过程中，对精神与大脑、身体与灵魂，以及意识与物质之间关系的探寻却是这一学科的真正推动力。然而，在日常科研中，这个热门的核心问题却经常性地被忽视了，因为科研人员基于自然科学的研究方法，更多的是与大脑、身体和物质，而极少与精神、灵魂和意识打交道。虽然他们不厌其烦地强调精神现象具有物质基础，但是这个基础到底是什么，他们却回答不出。

在这一点上，埃克尔斯与他的同僚们不同。对于最终使他获得诺贝尔奖的基础研究以及在真正的哲学领域所探究的意识问题，都同样让他着迷。在维也纳哲学家卡尔·波普尔[①]（Karl Popper，1902—1994）

[①] 卡尔·波普尔，当代西方最具影响力的哲学家之一。批判理性主义的创始人。——编者注

身上，他发现了一个志同道合的合作伙伴。通过阐明认识论的本质，波普尔再次从哲学领域迈向了自然科学领域。波普尔认为，与它给人的自我形象相反，自然科学并不是没有沿着一条通往绝对真理的笔直道路前进，而是从一种假设转向另一种假设。在这个过程中，唯一能确定的认识就是对错误的证明。波普尔认为自然法则的价值在于假设性猜想，这些猜想可以通过经验被驳斥，即被证伪。在他看来，科学的任务就是猜想和驳斥。他的科学学说是一种否定理论，认为认知是一个演绎过程。也就是说，科学家们以理论的形式提出假设，然后看它们能否被证实，如果能的话，其正确性又能持续多久；而它们究竟有多接近现实，却又无人知晓。在证伪的道路上，唯一能确定的是，科学史上犯过哪些错误。从这个意义上说，所有的知识都是假定的知识，已知的也总是有所保留。

波普尔和埃克尔斯于 1944 年就已经相识于新西兰。此时埃克尔斯在位于达尼丁市世界最南端的大学进行研究，而波普尔在那里举办了科学理论的客座讲座。一位是具有哲学背景的自然科学家，一位是后来被称为"有史以来最伟大的科学理论家"（彼得·布赖恩·梅达沃爵士），二人深入讨论，并最终成为好友，他们的友谊持续了一生。结束了在大学的工作之后，他们共同写了一本书。1977 年，该书出版，名为《自我及其大脑》（英文版 *The Self and Ist Brain*，德文版 *Das Ich und sein Gehirn* [158]）。两位作者因其科学贡献而被英国女王授予爵士称号。他们所选择的书名透露了本书谈论的是什么以及主题是如何展开的，它涉及的都是在哲学和大脑研究领域最古老的问题——身体和灵魂。题目中的"及"意义重大，因为这个"及"字暗示了大脑和精神或者说"自我"的分离。在这里，大脑研究从它一贯的观点出发，即精神和"自我"都是由大脑形成的。当自然科学家们都在向一元论发展时，波普尔和埃克尔斯真的应该进行二元论论证吗？

波普尔和埃克尔斯将精神和身体的基本区别扩展到了第三个空间。他们认为，世界 1 是一切物质的存在之所，然后世界 2 是精神现象的领域，最后是包含客观知识的世界 3。"客观"在这里的意思不是"真实的"，而是"外在的、独立于个体意识的"。世界 3 包含了"人类思想产物"的总和、世界上所有图书馆收集的知识以及文化创作。[159] 这当中也包括科学理论，不管它们是仍然存在还是已经被驳斥。

与世界 3 和世界 1 相反，世界 2 的内容无法被客观化，它们只能从第一人称的角度被体验：我的感觉、想法、梦想或记忆都是私事，只有在特殊情况下才会公开。这样一来，它只能通过被翻译成语言或行动而发生变化。从这一刻起，它不再属于世界 2，而是进入了世界 3，在有必要的情况下也会进入世界 1。

描述世界 2 和世界 3 的沟通并不困难，这就好比心智过程与心智过程的相互触发。人们因感受和思考而形成想法，进而形成理论、发明或文化产物。比较困难的其实是对世界 1 和世界 2 之间关系的解释，实际上就是身体和灵魂的问题。因为大脑凭借其无可争辩的物质性属于世界 1，"自我"却属于世界 2。那么这两种存在是怎么相互关联的呢？波普尔和埃克尔斯在这个问题上借用了一个比喻。他们认为大脑和"自我"之间的关系好比计算机硬件和软件之间的关系。硬件属于世界1，好比大脑神经元的形象；而软件代表着"自我"所在的世界2。大脑和精神的相互作用就像计算机硬件和软件协同工作并形成他物。

埃克尔斯的思考源于对癫痫患者的研究，为了减轻患者的痛苦，需要切断两个脑半球之间的胼胝体。这些患者只能通过起主导作用的半球进行自我意识的体验，埃克尔斯由此断定，主导半球是"自我"的所在地。埃克尔斯认为，大脑皮层中的某些特定区域负责来自不同世界的实体之间的互动，他将这些区域称为联络中心。在那里，神经元所在的世界1"与有自我意识的精神相联系"。[160]根据埃克尔斯的说法，"数十万甚至更多的神经细胞"拥有"可能"位于第39和第40布罗德曼分区及前额叶的能力。在这里，有意识的大脑应该能够扫描和读取神经元的活动，从而最终建立感觉的统一性。此外，位于物质和意识假想交接处的"自我"会进入身体世界。例如，埃克尔斯提出，将对特定记忆的检索描述为有自我意识的精神在神经元样本中自我搜索并由此单方面做出调整的过程。这正是一种内省体验，因为一旦你准备好重新探索过去，那个环境中的其他情节就会出现，给记忆带来一个全新的面貌。

按照埃克尔斯的说法，与精神发生关联的特殊大脑皮层细胞组合成所谓的"模块"。他所理解的"模块"是独立的群体，每个群体中都约有10000个神经细胞连接在一起。基于其构造，埃克尔斯的模块又被神经解剖学家们称为皮质柱，它们大约有0.25毫米厚，3毫米高，位于大脑皮层的表面。由于其结构上的特殊性，人们自然倾向于将特殊技能归因于它们。

　　"自我"和大脑究竟是基于何种具体机制建立起联系的，这个问题无法通过将已发生的事件定位于不同模块来回答。埃克尔斯专心致力于这个问题，并且融入了高度复杂的、基于物理学的量子力学思维。这个理论发展为在那些比原子还小的区域中描述高度违反直觉的过程。与宏观世界不同，观察者要么可以确定亚原子粒子的位置，要么可以确定其速度，但不能同时确定两者。这种模糊性导致在量子世界中，即使因果关系原则也会失去作用并被随机性取代。基于量子物理系统的过去行为，任何形式的预测都是不可能的。概率是唯一合理的存在。此外，量子理论中存在一种奇怪的情形，即便没有物理质量，也能实现效果。所有这些都使得量子物理在解释精神和大脑之间难以名状的关系方面极具吸引力。

　　埃克尔斯要寻找一个足够小的所在，以便量子效应能够在分子水平上发挥作用。最终，他将突触囊泡①确定为"自我"和大脑的交流点，并认为无质量的精神力量会在这里影响量子概率的分布。与量子物理学一致，其影响不是因果关系性质的，而是统计学意义上的。精神活动并不直接影响神经元的模式，它只是改变了在模块中共同协作的特定神经元突触释放神经递质的概率。这样一来，在那些本来就适合精神与物质进行联络的中心里就发生了变化。根据埃克尔斯的观点，"自我"通过这些极具策略性的相互作用来对大脑进行编程，进而感知身

----

① 在突出前膜内有很多（上千个）小泡，称为突触囊泡。——编者注

体中发生的事情，以便将其加工成能在意识层面体验到的复杂感觉。

我们不能指责埃克尔斯爵士缺乏一致性或无所顾忌地碰触受到良好保护的禁忌。他甚至将神经科学家在 20 世纪几乎不再谈论的灵魂重新提为议题。他并不是简单地把这个术语用作精神或意识的同义词，而是将它看作被超感觉的面纱所覆盖的如炬慧眼。埃克尔斯并不满足于"将世界 2 与灵魂画等号"，[161] 他甚至进一步假定，世界 2 由于其非物质形态"不会被死亡所消灭"。不同于世界 1 中的物质，比如身体和大脑，他承认灵魂的不朽地位。在死亡的那一刻，灵魂结束与世界 1 的联系，从而也与世界 3 决裂，并陷入"遗忘"。此处埃克尔斯也借鉴了原始二元论者柏拉图的观点，后者在自己的作品《理想国》中描述了灵魂的轮回：在重新进入一个新的身体之前，灵魂聚集在无忧河畔，它们不得不饮下河水，"喝过无忧河水的灵魂会忘记一切"。[162] 埃克尔斯并没有阐述得如此具体，但他却鼓励读者这样去反问："我们可以充满希望地问：这种遗忘一定是永无止境的吗？"[163]

埃克尔斯与另一位伟大的思想家笛卡尔之间的相似之处显而易见。这位诺贝尔奖得主明确提及了那位 17 世纪的科学前辈，可见他自己也意识到了这些相似。他写道，他对灵魂问题的态度"原则上与笛卡尔的一致"。[164] 二者都根据当时人类的知识水平，选择了一种在某种程度上充满神秘感的大脑结构作为精神和大脑进行交流的场所；之后，都用当时最激进的理论来解释，在类型和实质上都不相同的事物之间的相互作用，即身体和灵魂之间的相互作用。笛卡尔使用了机械学理论，而埃克尔斯用的是量子力学理论。其结果都是一种二元论，最终巩固了他们自我预设的身体与灵魂的分离。因此，从近代开始的大脑研究在绕了一圈之后，又在现代结束于原点。

埃克尔斯的模型和笛卡尔的一样，仍然是一种推想。二者中的任何一个都不能由经验证明。从笛卡尔的观点还能看出中世纪教会的禁锢，而信奉天主教的埃克尔斯的思想指出了决定 19 世纪和 20 世纪大脑研究史的严格唯物主义具有根深蒂固的不适。在一元论世界观的基础上，人们固然可以对物质过程有深刻的认识，但意识现象要么被完全忽略，要么被简化为神经过程。然而，就像埃克尔斯假设"自我"与大脑在大脑皮质的联络中心相互作用一样，神经元的状态产生意识这种说法也是一种缺乏任何证据的断言。

这样看来，20 世纪末的大脑研究从某种意义上来说一无所获，尽管大脑研究本身的主频次通过电学、细胞生物学、离子理论、控制论、计算机科学和生物化学等新知识领域得到了大幅提高。与前几个世纪相比，关于大脑的各种假设简直得到了通胀般的增长，然而从波普尔的角度来看，他们中的大多数又同样迅速地被证伪了。对于大脑以何种方式，甚至究竟是否产生精神这样的问题，人们一如既往地一筹莫展。

必须有新的方法出现，使人们能够直接观察处于工作状态的"会思考的物质"。到目前为止，人们仍然依赖于解剖死者或者动物的大脑，而其说服力有限。当然，只要能在完好无损的头部呈现神经元的活动过程，那么对大脑运行方式的解释自然也就触手可及了。

第五章

当代

大脑应该已经变得像互联网
一样了

始于原子共振

* * *

探索大脑研究的现状，需要一种超越纯粹历史的视角。历史只有在结束之后才能被陈述，直到那时，动机和错误才会浮出水面；而现状的显著特征却正在于它尚未结束。就这点而言，第二将来时就显得极为恰当了：21世纪初的大脑研究会是什么样的呢？[①] 今天这个问题还仍然没有答案，不过已经有了初步线索。

又一次，是技术的发展为我们提供了一种全新的方法来接近大脑。早在1971年，美国化学家保罗·克里斯蒂安·劳特伯（Paul Christian Lauterbur，1929—2007）就研发了一种设备，它能通过相当于地球磁场25000倍的强度使原子产生共振，然后，被激发原子所发射的能量会被扫描并且转换成空间图像。2003年，劳伯特因此而获得"诺贝尔生理学或医学奖"，这种方法不断得到改进并最终应用于生物组织。强磁场被认为是无害的，科学家将这种方式也用于人体研究。在大约 7×10^{28} 个原子中——一个7后面带了28个0——只有百万分之一的原

---

① 德语第二将来时相当于英语中的将来完成时，有以下两种含义：（1）表示在将来某一时刻将完成，或在另一个未来的动作发生之前已经完成的动作；（2）表示对已经结束动作的猜测。——译者注

子发生反应，但这足以将生命组织虚拟切割成精确到毫米的断裂分区。"层析成像术"（英文：tomography）这一术语正是由此产生，希腊语的"tomo"表示"横切"，"graphein"表示"记录"。由此，这个新奇装置的所有元素都集合到了一起：核磁共振成像（简称MRI）。

这种对器官最精细分层进行图像记录的可能性大大提高了医学诊断水平。在大脑研究领域，它开拓了一个巨大的期望视野。那些同属一处却自19世纪中期以来就彼此分离的，现在总算可以共同成长了。核磁共振成像将解剖学和生理学结合起来，研究活的、未受伤的大脑。这要归功于一个虽然小却富有成效的技巧：当神经元放电时，它们会消耗更多的氧气，这些氧气是通过血液提供给它们的。由此可见，神经活动的同时伴随着供血量的增加。核磁共振成像可以相当精确地测量出供血量，因为血液中的铁对磁场反应良好。这样一来，人们不仅能准确地看到各个大脑区域的解剖结构，而且能同时观察到它的生理功能。因此，这种研究方法被称为功能性核磁共振成像（fMRI）。要理解大脑，难道还需要更多吗？

由此，一个大型的大脑研究项目在20世纪80年代末开始了。1990年6月17日，时任美利坚合众国总统的老乔治·布什宣布从1990年起的十年为"脑的十年"，这绝非偶然。从此，精神在工作时被密切观察着，其可能性范围几乎是无限的。受试者躺在核磁共振成像仪里，解算术题、回忆童年经历、感受愉悦甚至性兴奋、被要求说谎，以及理解文字内容并在脑海中呈现出画面。在这些认知活动的过程中，MRI记录着大脑皮层的活动。然后，兴奋度特别高的那些区域会在电脑中以彩色标注。这种成像法带来的惊人成果先是挤满了专业杂志，随后很快被流行杂志所追逐——大脑研究蓬勃发展起来——这些五彩斑斓的图像使这样一种暗示性的力量蔓延开来，即大脑被认为具有解决最后一个巨大难题的能力。2005 年，《科学》杂志对全世界的科研人员进行了一项极具代表性的问卷调查，共有 125 个问题，这些问题的答案对科学和社会都具有非凡意义。其中，排名第二的问题是："意识的生物学基础是什么？"（排在第一位的问题是："宇宙是由什么组成的？"）[165] 从此以后，大脑研究被打上了"认知神经科学"的标签。成像法是它最有力的工具，并力图以此阐明大脑中生物学过程和认知过程的联系。[166]

神经可塑性及自由意志

* * *

第一批巨大的成功并没有让人等待太久。20 世纪 90 年代中期，伦敦大学学院的一个工作组在爱尔兰神经科学家埃莉诺·马圭尔（Eleanor Maguire，生于 1970 年）的带领下，对英国首都的出租车司机进行了一个实验。受试者为获取驾照要参加课程，课程开始时和结束后都要被推入核磁共振成像仪中接受扫描。在这个具有世界最高标准的课程中，这些未来的出租车司机们必须记住伦敦市中心近 10 公里范围内的所有街道和景点。这一目标只有经过数年的强化训练才能实现。在这个过程中，最需要的是大脑中的一个看起来像海马一样的小结构，它就是海马体，它是大脑进化史上最古老的区域之一，在记忆形成和空间定位中发挥着至关重要的作用。它们成对出现在两个颞叶中。核磁共振成像研究显示，在受试者记忆课程要求的 25000 条街道的名称和位置时，海马体的体积会变大。

马圭尔通过研究表明：就连成年人的大脑结构也会在掌握新事物时发生显著变化。由此认知神经科学已经非常接近分析精神过程的神经元基础的目标了。英国出租车司机候选人的例子表明：经验直接被写入神经架构中。海马体的巨大应变使得新化合物的数量增加到 MRI可以呈现出显著的结构扩张。"依赖经验的神经可塑性"这一概念立即被创建，它将这一知识带到了一个重要位置。所以大脑从结构上来说并不是僵化的，而是可以根据其所接受的任务发展的。

当然，现在的问题是，如何最有效地实现这种内部增长，对伦敦出租车司机的研究也为此提供了方向。只有那些通过测试的司机，其海马体结构才有显著增长，那些不及格或中途辍学的受试者，其大脑并没有显示出该特定区域的扩大。也就是说，人必须要有动力，无论这个动力是基于经济原因，还是感受到工作使命的呼唤。德国大脑研究人员杰拉尔德·胡特（Gerald Hüther，生于 1951 年）对这一过程进行了描述，他说，"激情"起到了神经元"喷壶"的作用。他认为，在兴奋状态下，大脑会释放所谓的神经递质，例如肾上腺素、多巴胺和各种内啡肽，启动"受体介导的信号转导级联反应"。由此特定基因就会发出信号，产生那些"新器官附件生长和新神经细胞形成接触所需的蛋白质"。[167]

　　一方面，胡特的理论深入到分子水平上解释了依赖经验的神经可塑性过程；另一方面，"激情"这一概念搭建了一座通往日常体验的桥梁。显而易见，与强制性和惩罚性的威胁相比，兴奋对学习的助益要大得多。在此基础上需要形成新的教育理念，学校教育改革者们依据大脑研究人员的理论，开发出一系列的神经教育方法。神经科学的社会影响还远不止于教育学。从 2010 年以来，似乎只有在名称里加上与此相关的前缀才算得上不落伍，比如神经经济学、神经社会学、神经哲学、神经营销学和神经沟通学、神经政治学、神经语言学，甚至神经神学和神经法学。相应地，大脑研究人员也极受欢迎。他们成了媒体的宠儿，所著书籍发行量超高，并且一跃成为"一切事务的专家"。正如德国著名脑科专家和联邦十字勋章获得者格哈德·罗特（Gerhard Roth，生于 1942 年）个人所经历的那样，他说自己每天都会收到三四个讲座或者采访邀约，而他的"工作人员除了写拒绝函，几乎干不了什么别的事了"。[168]

　　受到媒体和公众所赋予的权威的鼓舞，大脑研究人员甚至敢于挑战诸如自由意志之类的重大哲学问题。关于这一点，其实早有先例。1979 年，美国生理学家本杰明·利贝特（Benjamin Libet，1916—2007）进行了如下实验：一名女性受试者被要求在自己选择的时间点做一个简单的手部运动，并且用示波器始终在这个时间点记录。令人惊讶的结果出现了，利贝特在受试者有意识地决定举手之前的 350 毫秒就可以在她的大脑中发现准备就绪的意图。也就是说，受试者明显是在神经元进程开始运动后才有意识地决定行动。遵循该实验的传统方法，英国大脑研究员约翰-迪伦·海恩斯（John-Dylan Haynes，生于 1971 年）与柏林高级神经成像中心的一个工作组甚至成功地用实验证明了：执行一个动作的神经活动比有意识的决定提前四秒出现。像格哈德·罗特这样的大脑研究员由此得出结论：人类根本没有自由意志，因为"意志行为实际上在大脑已经决定要执行哪个动作之后才发生"。[169]

在神经科学家崛起成为人类本性预言家的过程中，大脑被抬上神坛。21 世纪初，它一跃成为一个全新实体，并且被赋予了自主生命，仿佛它拥有一种超越其承载者本身的存在状态。现在不再是主体决定自己想做什么和不想做什么，而是由大脑来决定。在埃克尔斯引发不确定性之后，神经科学的一元论重新战胜了二元论。现在也不再是精神通过假想的联络中心来控制大脑物质，而是大脑的神经元状态决定了人的所做、所想和所感。对人类的神经科学描述实际上已经完全不再需要"精神"这个概念了。

神经科学家好比猎人和采集者
* * *

在上个千年的最后一个十年和新千年的第一个十年里，大脑研究的重要地位主要是基于研究所产生的图像的力量。观察者禁不住认为自己能观察到活动中的大脑。MRI 扫描出的图像经过电脑着色后令人印象深刻，单凭这种美丽就能诱使人们以为科学家已然对神经元网络了如指掌。

这种实力的展示恰好填补了西方世界出现的真空。随着世界格局的变化，"伟大叙事"的时代终于走到了尽头。政治热情显然已经冷却下来，实用主义让位于人类解放的场景，不同体制斗争的历史正在失去意义。关于后现代主义的讨论比比皆是，它使一切皆有可能。波普斯的学生，哲学家保罗·费耶阿本德（Paul Feyerabend，1924—1994）的那句"什么（方法）都行"[①]被人们欣然接受为时代精神的座右铭。每个人都有权利以自己的视角看待世界；许多小叙事占据了主导地位，并在社会网络中找到了与之匹配的技术形式。工业社会正在被信息社会所取代，其特点是在原材料生产、原材料加工和服务行业之外形成了第四产业。这个第四产业涵盖了所有涉及信息和通信的领域。当知识生产成为一个关键的宏观经济因素，科学就拥有了极为重要的地位。在这种环境下，大脑科学拥有成为领先科学的最佳条件，并以此成为一众小叙事中的伟大叙事。活跃于全球的大脑研究小组，流水线一般地发表着受流行杂志追捧的论文，它们通过大众媒体的特殊方法被包装成重大发现，并以五花八门的大脑图像呈现给感兴趣的公众。单单是"来自××大学的大脑研究人员发现……"这一行字，就能引起读者的注意和历历在目的联想。

但这种美丽的表象具有欺骗性。2004 年，人们第一次从权威人士的口中听到，大脑研究是多么赤裸裸地站立在一片亢奋之中。

[①] 这里的原文是"Anything goes"，不同于我们所熟识的广告语"Nothing is impossible"。 ——译者注

11 位顶尖神经科学家在一份声明中分析了专业现状，并对 21 世纪的大脑研究进行了思考。他们毫不犹豫地列举了这个领域的成就，比如，神经元内部及之间的基本信号传递过程可以被深入地阐述为生物化学和解剖学的细节。他们还报告了大脑区域功能分配方面的重大进展。然而，这些大脑研究专家们也并不掩饰他们对现有方法的不满。他们认为 MRI 图像具有误导性，涂成彩色和涂成灰色的神经元活动的真实差别远低于颜色标记所暗示的差异。此外，核磁共振成像测量的并不是兴奋，而只是各个区域耗氧量的变化。事实上，我们只能说，在执行特定功能时，大脑中某些个别位置的神经元稍微活跃一些。然而，如何实现功能这一关键性问题依然悬而未决："这些方法并没有说明它是如何运作的，毕竟这些方法只是间接测量了成千上万的神经元中哪里需要的能量更多一点，这就像是人们试图通过测量一台计算机在执行各种任务时的功耗来探究其工作原理。"[170]

在大脑与精神之间联系的问题上，专家们也承认还没有取得更进一步的进展。严格地说，对于大脑执行更高认知功能的规则，人们几乎什么都不知道。感觉的统一性是如何产生的以及行动是如何被规划的，"像以前一样，我们对所有的这一切毫不知情。更严重的是，我们完全不清楚怎么用今天的方法来探索这些问题。从这个意义上说，我们几乎仍然处于狩猎和采集时代的水平"。[171]

这些直白的话语清楚地表明了新千年伊始大脑研究所处的立场。从认识论的角度来说，它和以前一样仍然停留在功能和结构之间的平行思维模式上，就像 19 世纪初期认知功能被分配到大脑的特定区域一样——那是一个把弗朗茨·加尔逐出自然科学家名录的时代。虽然它们用的是完全不同的方法，但精神仍然是一样的，这就是为什么人们完全有理由将当代大脑研究称为"计算机颅相学"[172]的原因；少一点挑衅的话，也可以称其为"计算机定位主义"。

在采用新方法进行了长达四分之一个世纪的研究之后，正当人们以为可以用最先进的成像技术观察工作中的大脑，从而了解其运作原理时，却证明这是一个巨大的谬误。仅仅从核磁共振成像的缓慢性这一点来看，这种体验就不可能发生。扫描仪大概每隔两秒钟才能拍一张图片，而数百次扫描加在一起才能形成一张大脑图像。这样一来，一个有效的 MRI 研究至少要持续 15 分钟，通常会更长。在这段时间里，受试者必须一动不动地躺在狭窄的管道里，并且还要同时完成预定的精神活动，比如，整个过程中只去感受愉悦或者回想几十年前与父母的一次郊游。一阵突发的快感，一次突然浮现的回忆，正是这些突如其来的活动构成了意识的魅力。然而，实验现状却实现不了这种突发性，其差距就好比一万二千年前巫医第一次用来打开同胞颅骨的石质骨锯之于 MRI。

镜像神经元与超级计算机

* * *

然而，成像技术至少还有一个绝对优势：非侵入性运作。也就是说，受试者在研究过程中不会受到伤害，绝不会有任何工具侵入他们的头部。然而，这并不能弥补其诸多缺点。如果神经科学家想要收集准确的测量数据，他们必须进行侵入性研究。为此，这些神经元要被充满电解质的玻璃毛细管刺穿。20 世纪 30 年代末，霍奇金和赫胥黎在对章鱼轴突的实验中使用的微电极，直径在 40 ~ 100 微米之间。现在顶尖的微电极直径仅 0.5 微米，即半毫米的千分之一，这使得高精度实验成为可能。不过，这些方法是被严禁应用于人脑的。

1996 年，意大利神经生理学家贾科莫·里佐拉蒂（Giacomo Rizzolatti，生于 1937 年），维托里奥·加莱希（Vittorio Gallese，生于 1959 年）和莱奥纳尔多·福加西（Leonardo Fogassi，生于 1958 年）成功地刺穿猕猴脑中控制动作的神经元，并持续导出其活动。当猕猴伸手去拿花生时，其中一个细胞就会被激活。当一位研究员在实验过程中食用碗中的花生时，即使猕猴没有动，那个神经元也一样会启动。也就是说，无论行为是由自身执行还是仅仅被观察到，负责行动规划的细胞都会变得活跃。据此，里佐拉蒂和他的同事们将其称为镜像神经元，因为它会在自己的身体中反映他人的行为。当人们最终在大脑的不同区域发现这种神经元时，似乎就发现了共情的神经基础。媒体再一次大肆炒作起来。人们从报刊上可以读到"活佛的神经元"这样的字眼，也可以读到媒体对该实验的评价：它们的发现与 DNA 的发现一样具有开创性。据称，镜像神经元甚至可能教会人们重新看待语言、文化和人性的基础。

这种炒作非常类似于 20 世纪 20 年代末汉斯·贝尔格通过脑电图发现脑电波所引起的轰动，而且也与后者一样简单地建立在过度解读的基础之上。人们只要清醒地思考一下，镜像神经元就会立刻失去其轰动效应，就像对它们的赞美，来得迅速去得也迅速。人们只需要问自己一个问题：细胞能以何种方式表达由文化所塑造的、也会在猕猴大脑中激发出来的人类的同理心？另外，那些通过模拟保持相应程序清醒并助其衡量对方意图的细胞，也必须归属于负责计划及执行行为的细胞总体，这难道不是显而易见的吗？如今，这种兴奋已经降温了，媒体已经匆忙奔向其他轰动性新闻了。因而，在今天镜像神经元最多也不过是大脑研究中被搬上媒体舞台的众多成功故事中的一集。

人们究竟是如何了解事物内在运作方式的，这可以通过复制品来弄清楚。这在大脑研究中表现为模拟神经过程的形式。2005 年，在以色列大脑研究学者亨利·马克拉姆（Henry Makram，生于 1962 年）的带领下，由欧盟出资 10 亿欧元，旨在模拟人类大脑皮质过程的"人脑计划"启动，这一资助额堪称梦幻。一台世界上速度最快的计算机是该项目的核心，它的名字叫作"蓝色基因"，每秒可完成亿万次运算。项目负责人称，十年后应该可以完成第一个中期目标任务。2015 年 10 月，研究者们在瑞士展示了对大鼠大脑皮层中一个区域的模拟。尽管这个区域只覆盖了一个沙粒那么小的面积，却有 31000 个神经元在这里共同协作。考虑到人类大脑皮质中活跃着超过这个数目 200 万倍的神经元，整个大脑中约有 1 亿神经细胞和超过 100 万亿的突触在运转，"人脑计划"的模拟成果再一次令人印象深刻地证明了那 11 位顶尖大脑研究学者在他们宣言中的见解：鉴于人类头脑中不可估量的互联复杂性，今天我们仍蹒跚于狩猎和采集时代的水平。

综上所述，大脑研究在其研究史上收集了不计其数的数据，产生了许许多多的理论。然而，对于大脑与精神之间联系的理解却始终欠缺一些根本性的解释。至于那会是什么，目前无人知晓。德国脑研究学者弗兰克·罗斯勒（Frank Rösler，生于 1945 年）以如下尖锐的方式总结了这一学科的不知所措："在迄今为止的整个大脑研究过程中，我们没有一个爱因斯坦，甚至连一个牛顿都没有。"[173]

尽管有诸多批评，核磁共振成像研究至少清楚地揭示了两个真相：大脑中总是存在着兴奋，特定功能并不由特定区域独立完成。相反，每个区域都同时需要许多其他位置的神经元活动来执行其功能。在当今神经科学家的概念里，人脑的运转就像因特网，是一个由许多分散且始终活跃的智能中心所构成的网络。时代最高技术标准再一次为大脑运作过程的可视化奠定了基础。也许这一最新的大脑研究的比喻，将会取得突破性进展。

致　谢

在此我要感谢伯恩哈德·珀克森，他使我产生了写下本书的想法。此外，我要感谢我的母亲吉塞拉·埃科尔特，以及勒内·威兰德，他们对第一版手稿提出了富有启发性的批评。还有我的妻子尤利娅，我要感谢她与我就本书的主题进行了热烈的探讨。

注　释

1. 参见 Wolfgang Iser: Emergenz. Nachgelassene und verstreut publizierte Essays, Konstanz 2013, S. 50.

2. Platon: Phaidon. Apologie des Sokrates, in: Ders.: Sämtliche Werke, Bd. 4, Reinbek 1994, 42a.

3. Alfred North Whitehead: Prozess und Realität, Frankfurt a. M. 1987, S. 91.
   顺便提一下，怀特黑德将这个被多次引用的句子标在了脚注里。

4. Hippokrates: Schriften, Reinbek 1962, S. 147.

5. Platon: Timaios, Hamburg 1992, 44d.

6. 同上，69e.

7. Aristoteles: »Über die Teile der Lebewesen«. Übersetzt und erläutert von Wolfgang Kullmann. Darmstadt 2007, 652 b4.

8. 同上，652 b20ff.

9. Aristoteles: Über die Seele, München 1996, S. 48.

10. 同上。

11. Christof Koch: Bewusstsein. Bekenntnisse eines Hirnforschers, Berlin/Heidelberg 2013, S. 212.

12. 这个术语指的是该单词的希腊语含义，与今天的用法无关。1891年德国解剖学家威廉·冯·瓦尔代尔首次使用"Neuron"这个术语来指代神经细胞。

13. 直到近代，大脑研究的成果都要归功于一个又一个血淋淋的事件，例如德国神经学家卡尔·克莱斯特（Karl Kleist，1879—1960）在大脑解剖学方面的权威著作就是基于他在一战中当军医时处理大脑损伤的经验。见 Karl Kleist: Kriegsverletzungen des Gehirns in ihrer Bedeutung für die Hirnlokalisation und Hirnpathologie, Leipzig 1934.

14. Oswald Spengler: Untergang des Abendlandes, München 1923, S. 72.

15. Erhard Oeser: Geschichte der Hirnforschung. Von der Antike bis zu Gegenwart, Darmstadt 2002, S. 37.

16. Jacob Taubes: Abendländische Eschatologie, München 1991, S. 65.

17. Norbert Elsner: "……还没有人能理解肉体与灵魂怎么能配合得如此天衣无缝……", Gehirn und Verstehen 1 (2003),S. 8.

18. 转自 Mirko D. Grmek: Die Geschichte des medizinischen Denkens. Antike und Mittelalter, München 1996, S. 235.

19. 同上。

20. 意大利建筑师菲利波·布鲁内莱斯基（Filippo Brunelleschi，1377—1446）此前已经发明了在绘画中运用数学构型的视角，并以此塑造了空间感。从那时起，每个观察者都认识到，自己在面对周围环境时总能找到一个独特的视角。

21. Leonardo da Vinci: Tagebücher und Aufzeichnungen, Leipzig 1940,S. 105.

22. 同上。

23. 同上，S. 118.

24. 同上。

25. 此处及以下引文见 Karl Eduard Rotschuh: »Vom spiritus animalis zum Nervenaktionsstrom«, in: Ciba-Zeitschrift 8(1958), S. 2954.

26. 琴恩·盖保瑟认为，首先是史前意识决定了人对世界的感知，其次分别是神秘意识、神话意识、理智意识，最后是整体意识。

27. Ettore Lojacono: René Descartes. Von der Metaphysik zur Deutung der Welt, Heidelberg 2001, S. 57.

28. 同上，S. 53.

29. 同上，S. 41.

30. Harald Lesch/Wilhelm Vossenkuhl: Die großen Denker. Philosophie im Dialog, München 2012, S. 397.

31. René Descartes: Ueber die Leidenschaft der Seele, Berlin 1870, S. 8.

32. Lojacono: »Descartes«, S. 32 (wie Anm. 27).

33. Descartes: Leidenschaft, § 41 (wie Anm. 31).

34. René Descartes: Über den Menschen, Heidelberg 1969, S. 56.

35. 同上，S. 109.

36. Randolf Menzel: »Von Geistern zum Geist. Aus der Geschichte der Neurobiologie«, in:Lebenswissen. Eine Einführung in die Geschichte der Biologie, hrsg. von Ekkehard Höxtermann und Hartmut H. Hilger, Rangsdort 2007, S. 341.

37. René Descartes: Über den Menschen, Heidelberg 1969, S. 69.

38. William Harvey: Die Bewegungen des Herzens und des Blutes, Leipzig 1910, S. 117.

39. 这个实验被认为是荷兰医生扬·德·维尔的功劳。参见 Oeser: Hirnforschung, S. 51 (wie Anm. 15).

40. Hansruedi Isler: Thomas Willis. Ein Wegbereiter der modernen Medizin, Stuttgart 1963, S. 87f.

41. Hans J. Markowitsch: "转换世界或许根本没有那么糟糕！" 参见 Kann das Gehirn das Gehirn verste- hen? Gespräche über Hirnforschung und die Grenzen unserer Erkenntnis, hrsg. von Matthias Eckoldt, Heidelberg 2013, S. 34.

42. Bernhard Weber: Über das Organ der Seele. Samuel Thomas Soemmering, Köln 1987, S. 107.

43. 转自 Fritz Frauenberger/Jürgen Teichmann: Das Experiment in der Physik, Braunschweig 1984, S. 65.

44. 普鲁士法学家兼自然研究者埃瓦尔德·乔治·冯·克莱斯特早在 1745 年以前就已经发现了这个原理，所以这种电容器也被称为克莱斯特瓶。有证据显示莱顿瓶的发明和克莱斯特瓶毫不相关。

45. 转自 Johann Friedrich Dannemann: Erläuterte Abschnitte aus den Werken hervorragender Naturforscher aller Völker und Zeiten, Leipzig 1902, S. 204.

46. Luigi Galvani, zitiert nach Max Neuburger: Die historische Ent-wicklung der experimentellen Gehirn- und Rückenmarksphysiologie vor Flourens, Stuttgart 1897, S. 224.

47. Alessandro Volta: Briefe über tierische Elektrizität von Alessandro Volta, Leipzig 1900,

S. 80.

48. 转自 Johannes Müller: Handbuch der Physiologie des Menschen, Erster Band. Coblenz 1835, S. 624.

49. 转自 Dannemann: Erläuterte Abschnitte, S. 211 (wie Anm. 45).

50. Frauenberger/Teichmann: Das Experiment, S. 97 (wie Anm. 43).

51. Michael Hagner: Homo cerebralis. Der Wandel vom Seelenorgan zum Gehirn, Frankfurt a. M. 2008, S. 186.

52. 转自 H. Klencke: Alexander von Humboldts Leben und Wirken,Reisen und Wissen, Leipzig 1876, S. 114.

53. Alexander von Humboldt: Reise in die Aequinoktial-Gegenden des neuen Kontinents, Stuttgart 1859, S. 297.

54. Brehms Tierleben, Dritte Abteilung: Kriechtiere, Lurche und Fische,2. Bd.: Fische, Leipzig 1884, S. 323.

55. Daniel Kehlmann: Die Vermessung der Welt, Reinbek 2005, S. 104.

56. Friedrich Wilhelm Joseph von Schelling: Von der Weltseele. Eine Hypothese der höheren Physik zur Erklärung des allgemeinen Organismus, Hamburg 1809.

57. Johann Wilhelm Ritter: Über den Galvanismus; einige Resultate aus den bisherigen Untersuchungen darüber, und als endliches: die Ent- deckung eines in der ganzen lebenden und toten Natur sehr tätigen Prin-zips, Leipzig 1806, S. 39.

58. Johann Jakob Wagner: Von der Natur der Dinge, Leipzig 1803, S. 499.

59. 《宣言：11 位领先神经科学家论大脑研究的现状与未来》（Gehirn und Geist 6 〔2004〕, S. 33）写道："即使尚不清楚准确的细节，我们仍然可以认为，所有这些过程本质上都可以描述为物理化学过程。在这方面做进一步研究就是未来几年甚至几十年大脑研究的任务。"

60. Müller: Handbuch, S. 625 (wie Anm. 48).

61. 转自 www2.hu-berlin.de/presse/zeitung/archiv/96_97/num_497/11.html.

62. 转自 Sven Dierig: »Jede Experimentalwissenschaft braucht ein Laboratorium. Emil du Bois-Reymond als Wirtschaftsunterneh- mer«, in: Historische Instrumentensammlung an der Charité, hrsg. Von Peter Bartsch, Bonn/Berlin 2000, S. 75.

63. Emil du Bois-Reymond: Untersuchungen über thierische Elektricität,Bd. I, Hildesheim

2013, S. 203.

64. 同上，S. 221.

65. 同上，S. 251. 杜布瓦-雷蒙记录的是指针的旋转角度，而非用伏特或是毫伏做单位的电压，因为科学界直到 1897 年才将这一单位确定下来。

66. 同上，S. xv.

67. 同上。

68. 同上，Bd. II, S. 563.

69. Randolf Menzel/Matthias Eckoldt: Die Intelligenz der Bienen. Wie sie denken, planen, fühlen. Und was wir daraus lernen können, München 2016, S. 64.

70. www.begriffsgeschichte.de/doku.php?id=netz.

71. 赫伯特·马歇尔·麦克卢汉在描述 20 世纪 60 年代电视和广播带来的变化时也用了相似的表达。麦克卢汉认为，电子媒体是中枢神经系统的延伸，换句话说，这意味着：人类的中枢神经系统涵盖了现代的、电子媒介化的世界。

72. Emil du Bois-Reymond: Über thierische Bewegung, Berlin 1851, S. 29.

73. 同上，S. 30.

74. Herbert Marshall McLuhan: Die Gutenberg-Galaxis. Die Entstehung des typographischen Menschen, Hamburg 2011.

75. Emil du Bois-Reymond: Über die Grenzen des Naturerkennens (1872).Die sieben Welträtsel (1880), Zwei Vorträge, Leipzig 1916, S. 51.

76. 美籍奥地利逻辑学家库尔特·哥德尔（Kurt Gödel，1906—1978）用数学的方法证明了科学的思维系统本身就是毫无矛盾的。他的"不完全理论"称：一个系统的毫无矛盾性不能由该系统本身来说明，这从逻辑上就是不完全的。

77. Du Bois-Reymond: Über die Grenzen, S. 20 (wie Anm. 75).

78. 同上，S. 29.

79. 同上，S. 51.

80. 参见 Wolf Singer: »Bewusstsein, etwas ›Neues, bis dahin Un-erhörtes‹«, in: Berlin-Brandenburgische Akademie der Wissenschaften. Berichte und Anhandlungen, Band 4, Berlin 1997, oder Kurt Bayertz/ Myriam Gerhard/Walter Jaeschke (Hrsg.): Der Ignorabimus-Streit,Hamburg 2012.

81. 转自 Peter Düweke, Kleine Geschichte der Hirnforschung. Von Descartes bis Eccles,

München 2001, S. 31.

82. Franz Joseph Gall. Naturforscher und Anthropologe. Ausgewählte Texte, eingeleitet, übersetzt und kommentiert von Erna Lesky, Bern u. a. 1979, S. 11.

83. Münzkabinett der Staatlichen Museen zu Berlin, Objektnummer 18218779.

84. Johann Caspar Lavater: Physiognomische Fragmente zur Beförderung der Menschenkenntnis und Menschenliebe, Leipzig 1775, A 3.

85. Johann Caspar Lavater: Physiognomische Fragmente zur Beförderung der Menschenkenntnis und Menschenliebe, Wien 1829, S. 42.

86. Franz Gall/Karl Spurzheim: Anatomie und Physiologie des Nervensystems im Allgemeinen, und des Gehirns im Besonderen, Hildesheim 2011, S. 595.

87. Gall: Ausgewählte Texte, S. 87 (wie Anm. 82).

88. Gall: Ausgewählte Texte, S. 55 (wie Anm. 82).

89. Olaf Breidbach: Die Materialisierung des Ichs. Zur Geschichte der Hirn-forschung im 19. und 20. Jahrhundert, Frankfurt a. M. 1997, S. 81.

90. Gall: Ausgewählte Texte, S. 86 (wie Anm. 82).

91. Brigitte und Helmut Heintel: Franz Joseph Gall, Stuttgart 1985, S. 12.

92. Gall: Ausgewählte Texte, S. 41 (wie Anm. 82).

93. Angela D. Friederici: »Man muss unbedingt aufpassen, dass man sich nicht dazu hinreißen lässt, Antworten zu geben, obwohl man sie noch nicht hat«, in: Eckoldt, Gehirn, S. 157 (wie Anm. 41).

94. Gall: Ausgewählte Texte, S. 166 (wie Anm. 82).

95. Franz Joseph Gall/Johann Caspar Spurzheim: Anatomie et physiolo-gie du système nerveux en général, et du cerveau en particulier, Paris 1810–1819 (Bd. 3 und 4 in alleiniger Autorschaft von Gall).

96. Georg Wilhelm Friedrich Hegel: Phänomenologie des Geistes, Mün-chen 2009, S. 124.

97. 同上。

98. 加尔的这个观点与德国最著名的大脑研究专家之一盖尔哈德·罗特（Gerhard Roth，生于1942年）的相差无几，后者在2011年举办的一场研讨会上进行了题为《作为幻想的责任》的演说，他对于同样的问题做了如下表述："现行的法律惩罚是以自由意志为前提的，也就是说，罪犯即使出于多种动机被迫做出了犯罪行为，他依然能够选择反抗这些动机。罪犯的罪过主要在于他没有这样去做，这种理由将惩罚作为报复和赎罪。从神经生物学-心理学角度来看，这种'罪过'的概念是可疑的。人类行为基于无意识或有意识的动机，它们根源于基因的先天条件、早期的童年经历、教育或者经验。暴力犯罪分子要么是环境所造就的，在那种环境下暴力对他们来说是正常的，甚至能有效达到目的；要么是他们有着基因上的、神经生物学上的和心理上的缺陷，导致他们成为冲动型反应罪犯或是前摄精神错乱的罪犯。因此，将犯罪行为归结为他们个人的过错就显得不太道德，而且对他们来说，将惩罚作为一种教化也是徒劳的。不过他们有权利得到帮助，比如以治疗的形式，以使他们将来有重获自由的可能性。"

99. John Martyn Harlow: »Passage of an iron rod through the head«, Boston Medical and Surgical Journal 20 (1848), S. 20.

100. Dieses und die folgenden Zitate siehe Friedrich Goltz: Ueber die Verrichtungen des Großhirns, Bonn 1881, S. 163 (Hervorhebung M. E.).

101. 卡尔·马克思在《政治经济学批判》的序言中写道："并不是人的意识决定其存在，相反，是他的社会存在决定了他的意识。"(Karl Marx/Friedrich Engels: Werke, Bd. 13, Berlin 1971, S. 7.)

102. 转自 Düweke: Kleine Geschichte, S. 68 (wie Anm. 81).

103. 此外，给狂暴的疯子穿的紧身衣也是比塞特尔医院发明的；这里在断头台首次公开使用前还对其进行了测试。

104. Pschyrembel. Klinisches Wörterbuch, Berlin/New York 1986, S. 101.

105. 布罗卡为了抗议生物科学院在种族问题上的保守态度而建立了人类科学院。他能够任命在当时极富影响力的会员，比如巴黎自然历史博物馆馆长和医学系主任。

106. Carl Wernicke: Der aphasische Symptomkomplex. Eine psychologische Studie auf anatomischer Basis, Breslau 1874, S. 44.

107. 同上。

108. 同上，S. 45.

109. 同上，S. 67.

110. Hagner: Homo cerebralis, S. 237 (wie Anm. 51).

111. Du Bois-Reymond: Bewegung, S. 29 (wie Anm. 72).

112. http://geboren.am/nobelpreise.

113. Dieses und die folgenden Zitate siehe Leo Peichl/Ernst-August Sey-farth: »Der Streit um das Neuron«, Biologie in unserer Zeit 1 (1997),S. 31.

114. Rudolf Virchow: Die Cellularpathologie in ihrer Begründung auf phy-siologische und pathologische Gewebelehre, Berlin 1858, S. 21.

115. Peichl/Seyfarth: »Der Streit«, S. 27 (wie Anm. 113).

116. Wilhelm von Waldeyer: »Über einige neuere Forschungen im Ge-biete der Anatomie des Zentralnervensystems«, Deutsche Medizini- sche Wochenschrift 44 (1891), S. 1352.

117. August Forel: Gesammelte hirnanatomische Abhandlungen, mit einem Aufsatz über die Aufgaben der Neurobiologie, München 1907, S. 177.

118. Michael Forster/Charles Scott Sherrington: A Text Book of Physiology, Part III, London 1897, S. 929.

119. 1931 年，也就是诺贝尔奖颁发的前一年，谢灵顿爵士的许多同僚们都以为他已经过世了。在一次于伯尔尼大学举行的、对谢灵顿爵士所做出成就进行表彰的大会上，当他活生生地走上讲台时，引起了不小的震惊，紧接着是混杂着欢呼声的热烈掌声。

120. Sir Charles Sherrington: The Brain and its Mechanism, Cambridge 1933, S. 33.

121. 转自 Bernstein Center for Computational Neuroscience Berlin, www.bccn-berlin.de/Home/?languageId=2.

122. Jean-François Lyotard: Das postmoderne Wissen. Ein Bericht, Wien 1986.

123. Santiago Ramón y Cajal: Studien über die Hirnrinde des Menschen,1. Heft: Die Sehrinde, Leipzig 1900, S. 71–74.

124. Ebd., 5. Heft: Vergleichende Strukturbeschreibung und Histogenesis der Hirnrinde, Leipzig 1906, S. 50.

125. Korbinian Brodmann: Vergleichende Lokalisationslehre der Grosshirn-rinde. In ihren Prinzipien dargestellt aufgrund des Zellenbaus, Leipzig 1925. S. 2.

126. 本条及以下引言同上，S. 9.

127. 同上，S. III.

128. Norbert Elsner/Gerd Lüer (Hrsg.): Das Gehirn und sein Geist, Göttin-gen 2000, S. 45.

129. Tilman Spengler: Lenins Hirn, Reinbek 1991, S. 256.

130. 同上。

131. Brodmann: Vergleichende Lokalisationslehre, S. 83 (wie Anm. 125).

132. Spengler: Lenins Hirn, S. 194 (wie Anm. 129).

133. Helga Satzinger: Die Geschichte der genetisch orientierten Hirnfor-schung von Cécile und Oskar Vogt in der Zeit von 1895 bis ca. 1927, Stuttgart 1998, S. 274.

134. Michael Hagner: »Hirnforschung als Humanwissenschaft. Das Lo-kalisationsparadigma im 19. und frühen 20. Jahrhundert«, in: Ge- hirn und Denken. Kosmos im Kopf, hrsg. vom Deutschen Hygiene- Museum Dresden in Zusammenarbeit mit Via Lewandowsky und Durs Grünbein, Ostfildern-Ruit 2000, S. 39.

135. Karl Kleist: »Die Lokalisation im Großhirn und ihre Entwicklung«, Psychiatria et Neurologica 137 (1959), S. 303.

136. 贝尔格研究的具体原因是一位接受可卡因治疗的女患者从不清醒状态出现了突发性的好转。见 Cornelius Borck: Hirnströme. Eine Kulturgeschichte der Elektroenzephalographie, Göttingen 2005, S. 31, Anm. 18.

137. Hans Berger: Über die körperlichen Äußerungen psychischer Zustände. Weitere experimentelle Beiträge zur Lehre von der Blutzirkulation in der Schädelhöhle des Menschen, Jena 1904, S. 139.

138. 同上。

139. 同上，II. Teil, S. 196.

140. Borck: Hirnströme, S. 61 (wie Anm. 136).

141. 当被试对象闭着眼睛做算术任务时，β 脑波会代替 α 脑波出现，这种现象在专业文献中被称为贝尔格效应。

142. Hans Berger: »Über das Elektrenkephalogramm des Menschen«, Archiv für Psychiatrie und Nervenkrankheiten 87 (1929), S. 567.

143. Dieses und die folgenden Zitate siehe Borck: Hirnströme, S. 7 (wie Anm. 136).

144. 但是阿德里安绝不否认贝尔格的成就，反而在他的推动下，贝尔格于 1940 年获得了诺贝尔奖提名。然而由于第二次世界大战，人们决定不颁发这一奖项。瑞典皇家科学院后来也无法再将此项荣誉补发给贝尔格，因为诺贝尔奖只颁发给尚在人世的科学家，而汉斯·贝尔格由于抑郁症于 1941 年 6 月 1 日在耶拿的一家诊所上吊自杀。

145. Borck: Hirnströme, S. 225 (wie Anm. 136).

146. www.dgkn.de/fileadmin/user_upload/pdfs/eeg/EEG33.pdf.

147. Heraklit: »Fragment 53«, in: Hermann Diels: Die Fragmente der Vor-sokratiker, Hamburg

1957, S. 27.

148. Arnold Beigel/Rudolf Haarstick/Franz Palme: »Die bioelektrischen Erscheinungen der Hirnrindenfelder«, Luftfahrtmedizin 7 (1943),S. 316.

149. Borck: Hirnströme, S. 289 (wie Anm. 136).

150. Arturo Roosenblueth/Norbert Wiener/Julian Bigelow: »Behavior, purpose and teleology«, Philosophy of Science 10 (1943), S. 24.

151. Warren McCulloch/Walter Pitts: »A logical calculus of the ideas im-manent in nervous activity«, Bulletin of Mathematical Biophysics 5(1943), S. 115.

152. 此条及以下引文参见 Alan Turing: »Computing machinery and intelligence«, Mind 49 (1950), S. 433–460.

153. 同上。

154. Norbert Wiener: I am a mathematician, London 1956, S. 289.

155. 转自 Hannah Monyer/Martin Gessmann: Das geniale Gedächtnis. Wie das Gehirn aus der Vergangenheit unsere Zukunft macht, München 2015, S. 41.

156. 这样计算机技术就实现了一位中国皇帝曾经失信了的承诺：这位皇帝大方地许诺给象棋的发明者一棋盘米。发明者要求在棋盘的第一个格子放一粒，以后每个格子的米粒都是前一个格子的两倍。最终这位皇帝负担不起了。在最后一个格子他应该放上 2^{63} 粒米。这个数有 24 个零，如果用货运列车来装载的话，列车长度要从地球延伸到火星。

157. Christoph von der Malsburg: »Was tatsächlich in einem Gehirn abläuft, liegt jenseits der Wissenschaft«, in: Eckoldt: Gehirn, S. 94 (wie Anm. 41).

158. Karl R. Popper/John C. Eccles: Das Ich und sein Gehirn, München 1982.

159. 同上 , S. 64.

160. 此条及以下引文来源同上 , S. 431–437.

161. 此条及以下引文参见 John C. Eccles: Gehirn und Seele. Erkenntnisse der Neurophysiologie, München 1987, S. 242.

162. Platon: Politeia. Der Staat, Frankfurt a. M./Leipzig 1991, 621a. 柏拉图整个认识论的基础就是喝下遗忘记忆的河水。他说，学习就是再次回忆（希腊语 Anamnesis）起灵魂已经知道的、但转世时忘记的东西。

163. Eccles: Gehirn und Seele, S. 242 (wie Anm. 161).

164. 同上。

165. 见 Felix Hasler: Neuromythologie. Eine Streitschrift gegen die Deu-tungsmacht der Hirnforschung, Bielefeld 2012, S. 69.

166. 认知神经科学经常使用的方法除了 MRI、fMRI，还有基于伦琴射线进行的电子计算机断层扫描（CT），利用放射活性效应进行的正电子发射计算机断层扫描（PET），以及利用脉冲磁场诊断和治疗暂时性的、可逆的大脑缺陷的经颅磁刺激（TMS）。

167. Gerald Hüther: Was wir sind und was wir sein könnten. Ein neurobio-logischer Mutmacher, Frankfurt a. M. 2011, S. 94.

168. Gerhard Roth: »Das Gehirn nimmt die Welt nicht so wahr, wie sie ist«, in: Eckoldt: Gehirn, S. 140 (wie Anm. 41).

169. Gerhard Roth: Fühlen, Denken, Handeln. Wie das Gehirn unser Verhal-ten steuert, Frankfurt a. M. 2001, S. 442.

170. »Das Manifest« (wie Anm. 59).

171. 同上。

172. Michael Hagner: Der Geist bei der Arbeit. Historische Untersuchungen zur Hirnforschung, Göttingen 2006, S. 222.

173. Frank Rösler: »Jeder Lernvorgang verändert Struktur und Funktion des Gehirns«, in: Eckoldt: Gehirn, S. 237 (wie Anm. 41).

索　引